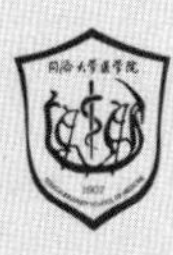

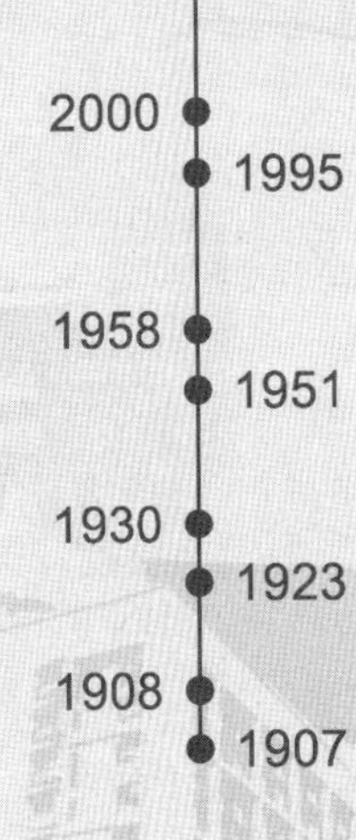

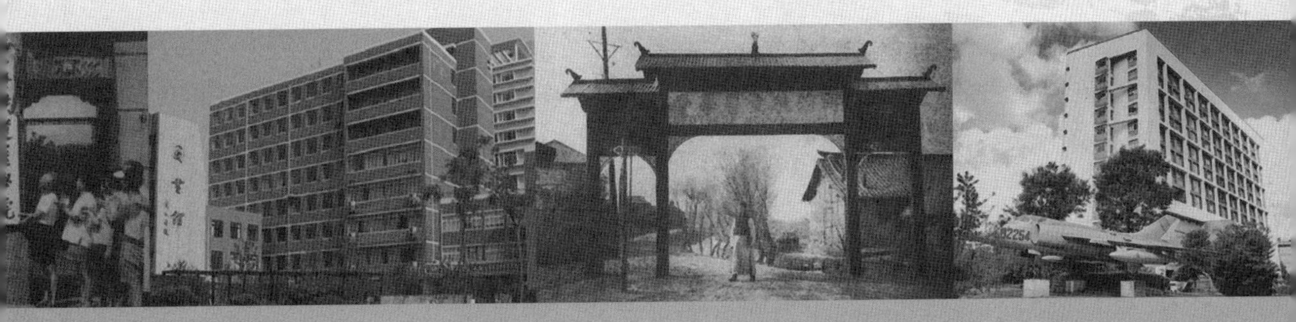

同济大学学院学科文化建设项目成果

同济大学医学院图史

主 编 曾 盈

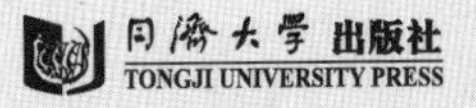

图书在版编目(CIP)数据

同济大学医学院图史 / 曾盈主编. --上海：同济大学出版社，2019.7
ISBN 978-7-5608-8534-6

Ⅰ.①同… Ⅱ.①曾… Ⅲ.①同济大学医学院—校史 Ⅳ.①R-40

中国版本图书馆 CIP 数据核字(2019)第 080729 号

同济大学医学院图史
曾　盈　**主编**

责任编辑 赵　黎　**助理编辑** 朱涧超　**责任校对** 徐逢乔　**封面设计** 钱如潺

出版发行　同济大学出版社　www.tongjipress.com.cn
(地址:上海市四平路 1239 号　邮编:200092　电话:021-65985622)
经　　销　全国各地新华书店
排　　版　南京月叶图文制作有限公司
印　　刷　上海安枫印务有限公司
开　　本　787mm×1092mm　1/16
印　　张　11.5
字　　数　287 000
版　　次　2019 年 7 月第 1 版　2019 年 7 月第 1 次印刷
书　　号　ISBN 978-7-5608-8534-6

定　　价　88.00 元

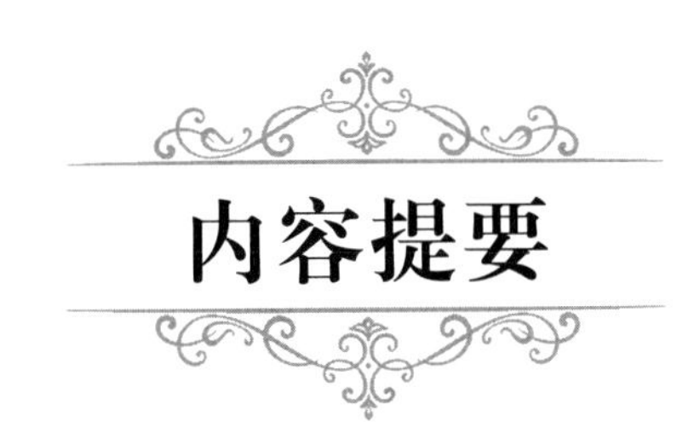

内容提要

同济医学绵延至今已有一百一十余年历史，本书全面真实地反映了同济大学医学院发展历程，展示学院建设和发展成就，凝练了同济医学深厚的历史底蕴和办学传统。

本书内容以时间为轴，分为三大板块六大单元。第一板块，即第一至第四单元，1907—1951 年，从德文医学堂创立至迁武汉，展现同济医学起家、辗转内迁、先进的医学技术和济世为民的家国情怀等内容。第二板块，即第五单元，1953—2000 年，上海铁道医学院历史沿革，展现了艰苦奋斗、支边支内、提高农村卫生状况等内容。第三板块，即第六单元，2000 年至今，同济大学医学院的发展历程，展现了科研创新迭现、卓越医学人才培育、一体两翼建设战略和国际化发展等内容。

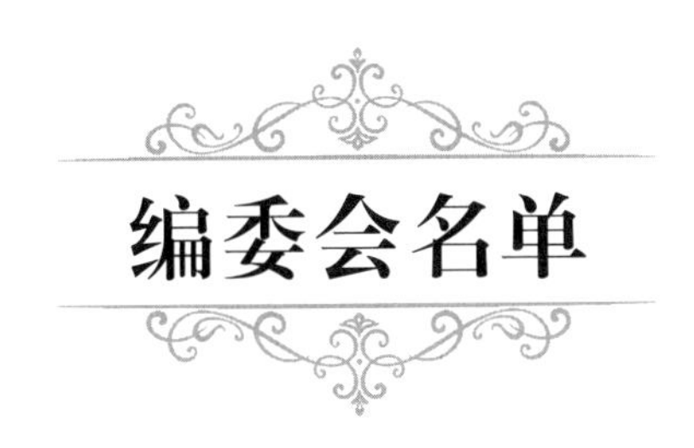

编委会名单

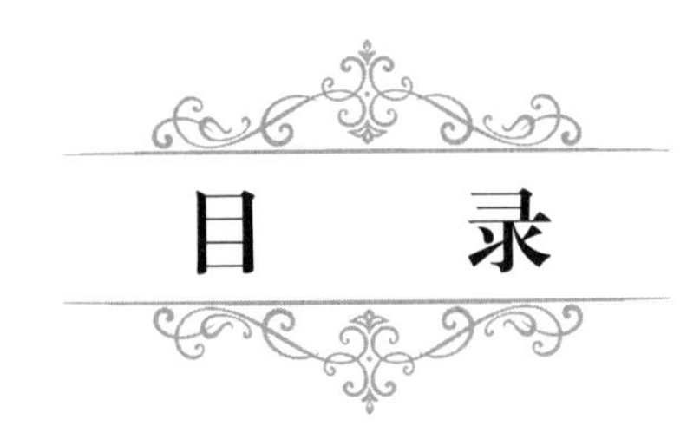

目 录

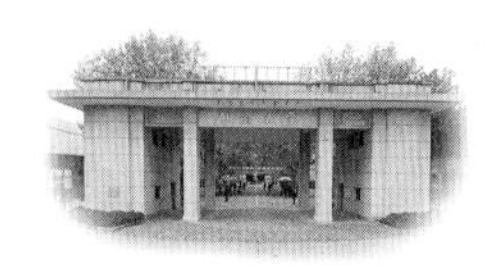

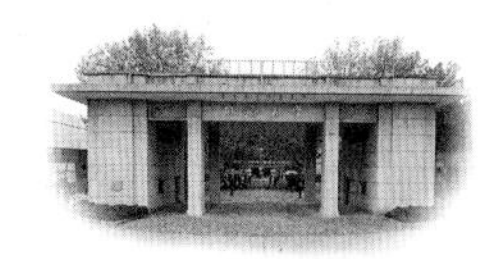

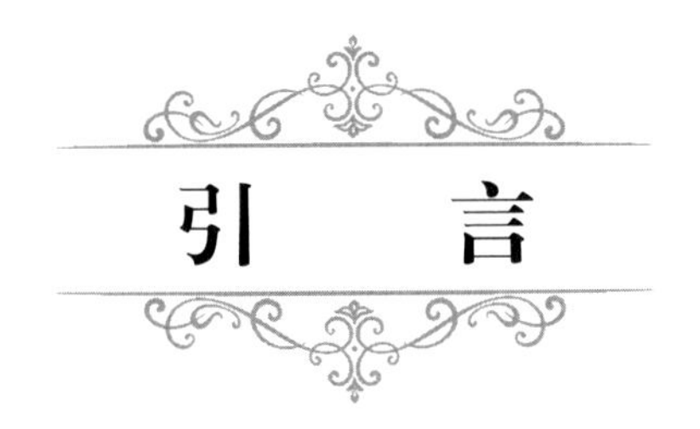

引　　言

同济大学始建于1907年由德国医生埃里希·宝隆创办的“德文医学堂”，同济医学即发端于此。1924年，国民政府教育部第120号训令，批准同济医学为大学。1930年更名为医学院，即国立同济大学医学院。1937年8月13日，淞沪会战爆发，吴淞校园在日军的轰炸下化为废墟，学校不得已选择离沪，从此开始了长达十年的“同济长征”。医学院随校辗转浙江金华、江西赣州、广西贺县(八步)、云南昆明，最终于1940年迁至四川李庄和宜宾。1945年抗日战争胜利，1946年春，医学院随校回到阔别已久的上海。1951年，在全国高等学校院系布局调整中，同济大学医学院整体迁至武汉。同济人医学情结至深，几代同济人曾为恢复医科不懈努力，虽屡经波折而矢志不改。

与同济大学医学院内迁中南几乎同步，1953年，上海铁路管理局上海铁路卫生学校成立，后改名为铁道部上海卫生学校，1958年，在此基础上创办了上海铁道医学院。1971年，中央指令学校搬迁宁夏，1980年，上海铁道医学院在原址恢复。1995年，与上海铁道学院合并组建上海铁道大学。

2000年4月，同济大学与原上海铁道大学合并，终于为重建同济医学迎来了契机——在原上海铁道大学医学院的基础上，恢复设立了“同济大

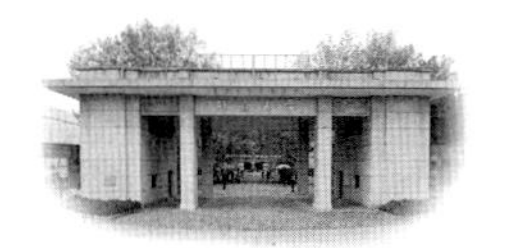

学医学院”。如今,经过十几年的快速发展,同济大学医学学科的整体水平已跻身全国医学院校前10%,医学院现分布在四平路、沪北、沪西三个校区。

同济大学医学院的发展历程跟随着同济大学历史进程的脚步,是同济大学历史的组成部分和一个缩影。面对战争的炮火,从未停止办学,展现的是全体同医人同仇敌忾、文华抗战的不屈斗争,其内在是同济人“同舟共济”的精神内核;同医人治疗李庄当地痹病,参与血吸虫病防治,投身抗美援朝志愿医疗手术队等,体现同医人勇担时代责任,切实回应国家社会需求。用医学技术为国家人民作贡献,更是同济人“与祖国同行,以科教济世”的优良传统。

在医学院百十余年的办学历史中,涌现了裘法祖、武忠弼、吴孟超、侯云德等一批卓越的同医人,他们无不传递着国之大医的精神和品格。他们对科研的专注、对技术的创新、对病患的尽责、对社会的关怀,真正做到了知行合一,向我们传递着深思明道、笃行致远的人文精神,历久弥新。

新时代以来,同济大学医学院从历史中凝练出“精诚济世　明道致远”的办学理念,同医人将始终怀揣着“梦自医始”的美好憧憬,继续砥砺奋发,推进同济医学复兴,向建设世界一流医学院的目标迈出新步伐,为健康上海、健康中国作出新贡献。

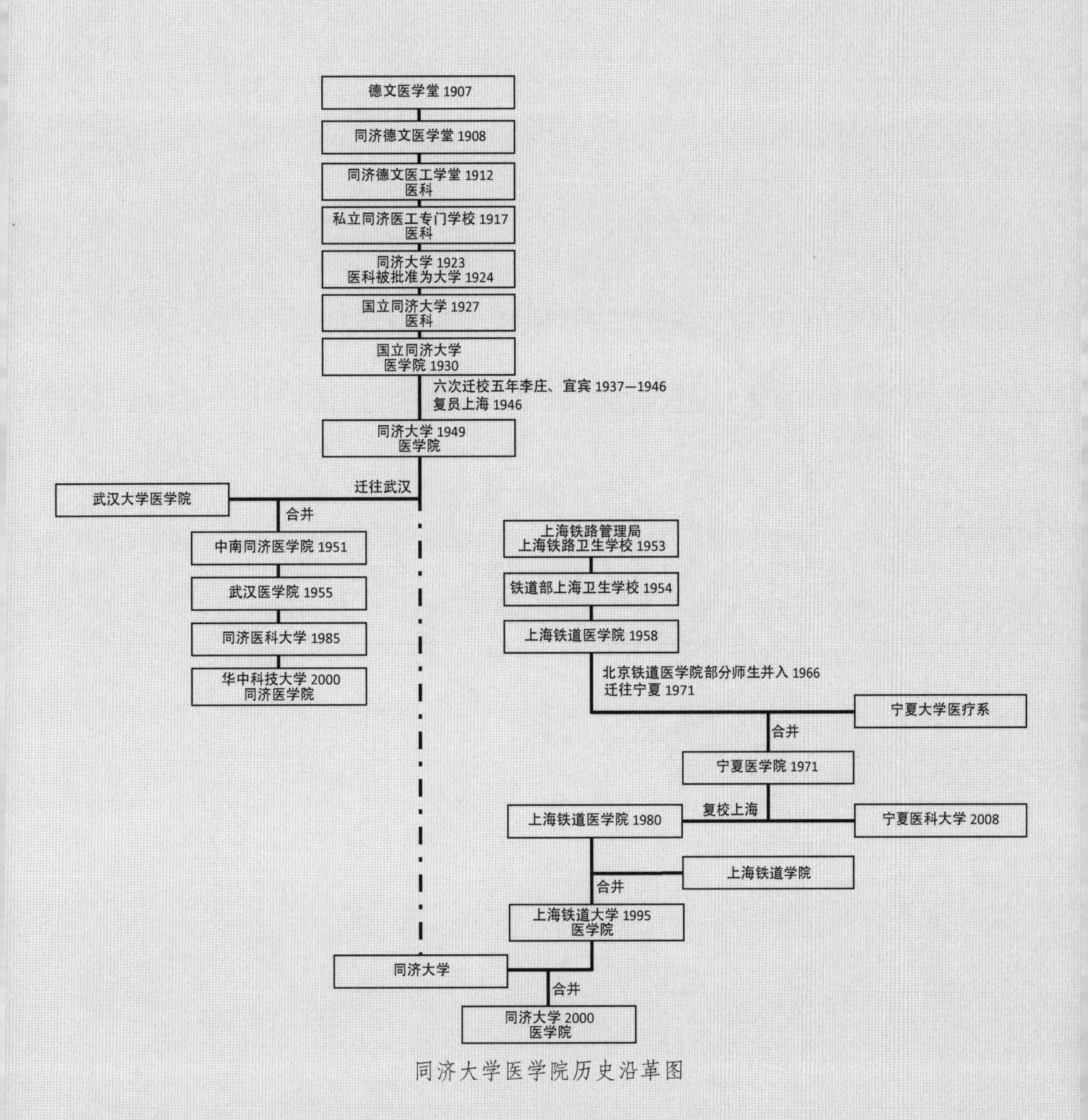

同济大学医学院历史沿革图

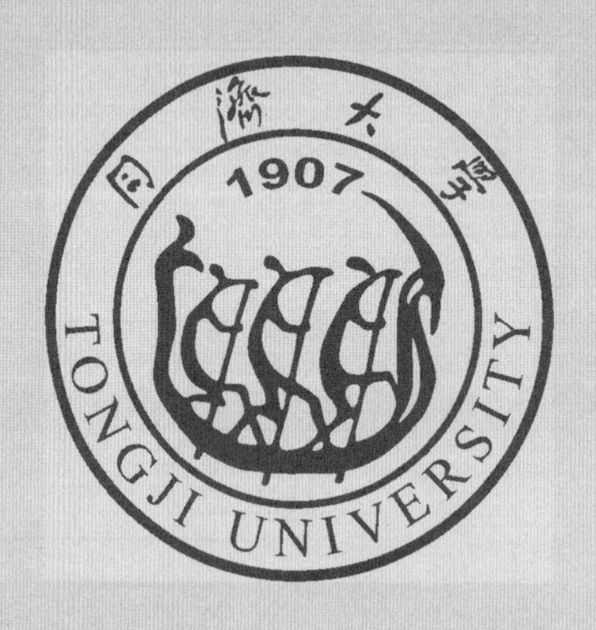
同濟大學
1907
TONGJI UNIVERSITY

第一单元
德医入华　同济肇建
(1907—1917)

导语

1907 年，以德国医生埃里希·宝隆(Erich Paulun)博士为首的上海德国医生公会，凭借同济医院的有利条件创建"德文医学堂"(Deutsche Medizinschule)，确立以德籍教师、德国学制、德文教材、德语授课为特色的德国教育模式。同济大学由此起步。1908 年，学校中文名改为"同济德文医学堂"。4 年后，与新创建的"德文工学堂"(Deutsche Ingenieurschule)合称为"同济德文医工学堂"(Deutsche Medizin- und Ingenieurschule)。

一、中德携手

1905年，科举制被废除。同年，清廷发布上谕，“派载泽等五大臣分东西洋考察政治”“以期择善而从”。1906年，他们分两组各奔日本、美国、欧洲。在柏林，端方等与德国政府就在中国筹建德国学校达成共识。

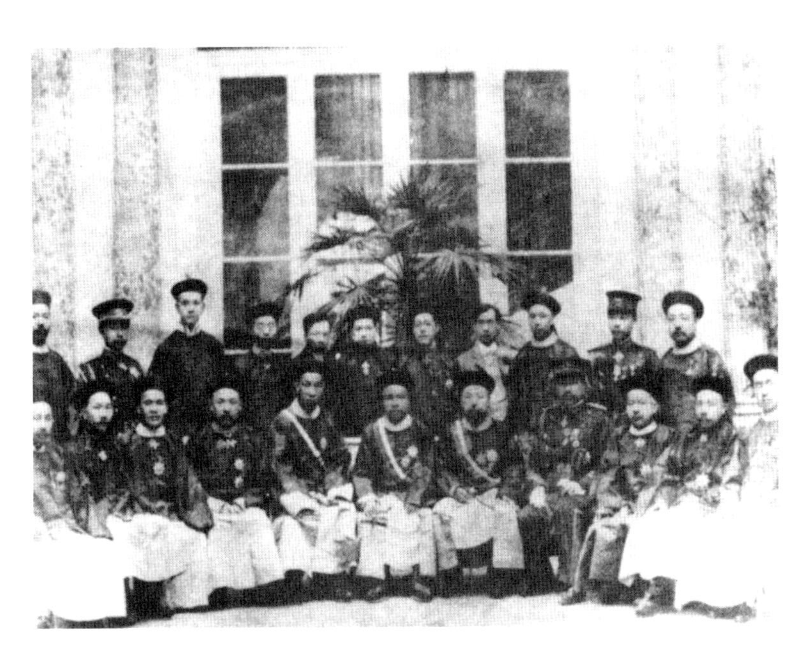

载泽、尚其亨、李圣铎、戴鸿慈、端方五大臣出洋考察

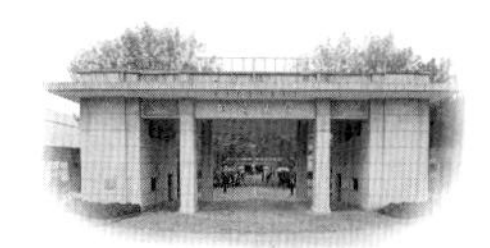

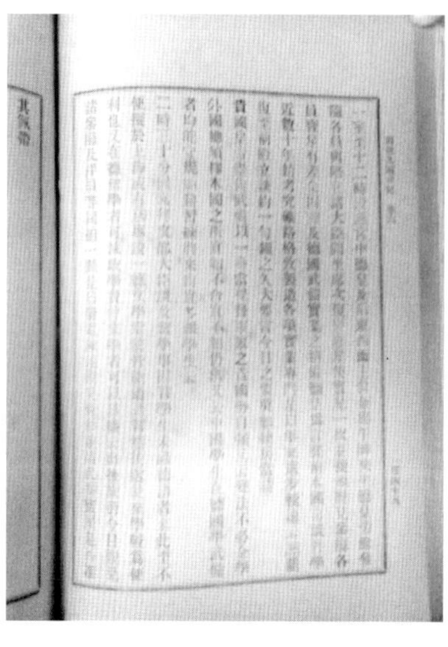

考察团成员戴鸿慈《出使九国日记》中关于中德达成共识在上海或南京建立德国学校的记录

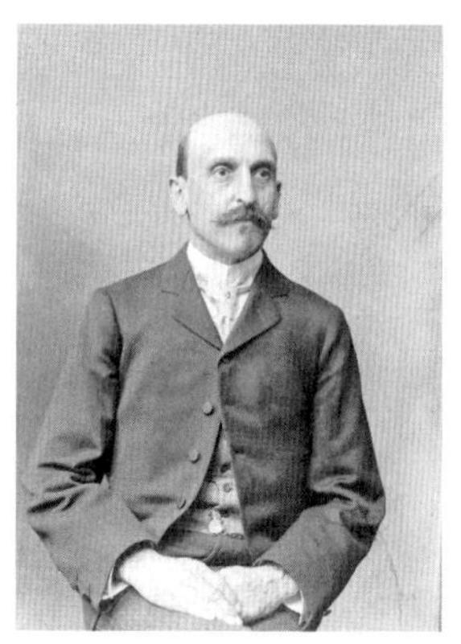

威廉·克纳佩(Wilhelm Knappe),1898—1905年任德国驻上海总领事,在德文医学堂的创建过程中发挥了重要作用

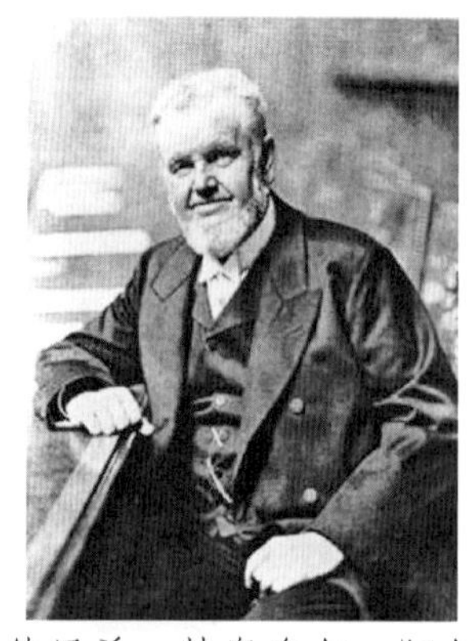

弗里德里希·特奥多尔·阿尔特霍夫(Friedrich Theodor Althof),时任德国普鲁士政府文化部司长,负责筹集办学所需款项

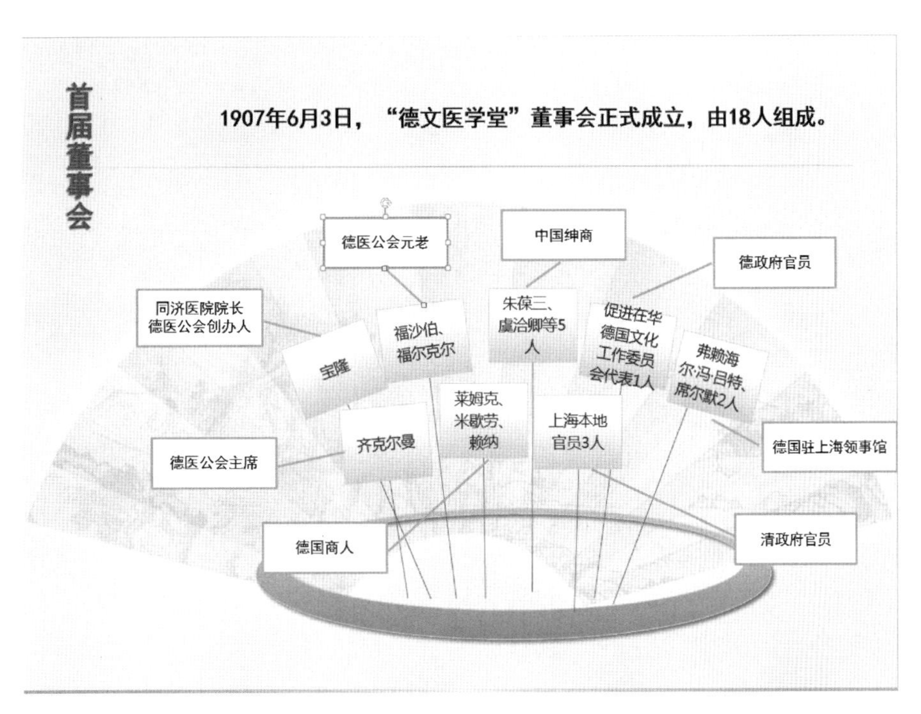

1907 年，中德双方经过协商，建立了由 18 人组成的学校董事会

二、德医授学

医学堂按照德国医科大学标准培养学生，学制五年，设前、后期，前期医预科（两年），后期医正科（三年）；秉持德医传统，重视临床实践。1915 年，德国承认同济医科与其国内医科大学程度相等。医学堂用德语教学，为此专门附设了预备部德文科（或称语言学校）。

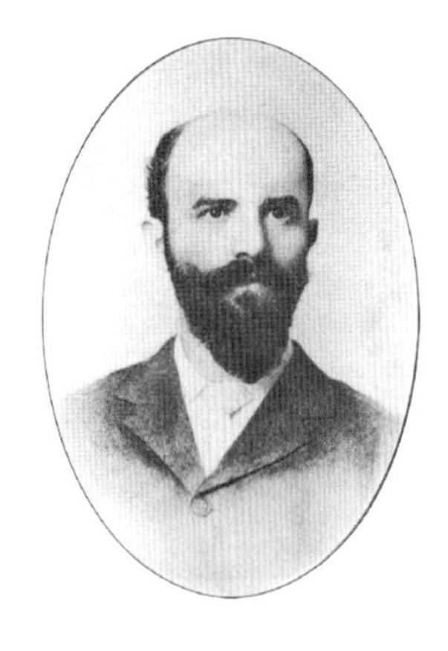

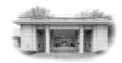

埃里希·宝隆(Erich Paulun，1862—1909)，德国医学博士，同济医院和德文医学堂的创办人，德文医学堂首任总监督、总理(1907—1909)

第十九版

浚浦局會總會造司及總工程局董事商擬將沿浦舊立各碼頭拆去俟輪步碼頭築成後再行騰讓即日內即須將所讓壞地立即會同勘明以便興工云(夏)

電請催回游歷日人 ○滬道電致鎮江關道略云據武進縣稟東洋人入城賣藥內藏小鼓一部有滬給護照其餘五名暨匠工二人均無照可驗等語業已函准日領允飭回滬究罰茲又據該縣稟報該日人等已於七月抄赴鎮江江陰游歷云云請飭查該日人等行抵何處催令回滬無任逗遛以免生事(全)

滬道致總工程局函(為華界修造房屋事)
查城內及北市一帶街道馬路既由巡警總局派巡所有清道事宜固有責成即興建新屋翻造舊房亦應將圖報候勘定誠恐商民人等未知定章或有違背情事巡警總局前請出示曉諭前來即經由弟盡行繕張貼鑒恩城廂內外工程尚有應行分別之處弟因公務繁冗會議時既未詳細告知巡警總局亦未悉向來辦法情形以致告示內未將事[illegible]劃清弟於[illegible]行時復未留心核改皆弟一人一時疏誤現擬以後如有修理建造房屋送到圖樣查係坐落城廂內外者由巡警總局知照敝處函請貴局董會同局員勘明呈請核定若係修路仍由貴局董會[illegible]辦理其在北市浦東一帶無論修路造屋統歸巡警總局酌辦除函告巡警總局外用特專函布明尚祈諒之

總工程局復函(前略)伏查翻建房屋議寬道路一事城內自開放警察於光緒三十一年秋由汪前令出示曉諭責成各警局員會同暗巡員辦理城外之老馬路則由前馬路工程善後局於五月間起給照限收是年十月十五日董局開辦後遵奉詳准章程參照舊時辦法先於十六鋪地方勸諭收讓嗣復呈由汪前令於三十二年三月十二日出有示諭城外西南兩區及城內各區地方始由董局給照城內各區辦法凡翻建房屋者由業主或匠頭先赴本區警局呈報由巡官派人丈明應收尺寸填註知會單復由暗巡員加蓋圖記將知會單移送董局再由路政處復丈無異始給發執照其修理房屋者董局亦必憑警局知會單填給執照是城內修理改建等事本係由各區巡官會同暗巡員及董局路政處辦理並不全由董局主政此自上年至今經辦城內路政之實在情形也茲奉函示後[illegible]任復面奉鈞諭商訂變通辦法免使業主遠赴閘北總局呈報此議蒙[illegible]台[illegible]憫閭閻無微不至之意董等擬請嗣後城內改建修理房屋仍由業主呈報各區巡官由巡官報知總局一面知會董局會同勘明呈請憲台核發執照仍由巡官轉給業主似此變通辦法是否有當仍候察核示遵再給呈圖樣一節奉憲台面諭城內暫行緩辦以昭方便等因應請一併明白示諭俾衆週知(川)

法領宴客 ○代理法領事喇伯弟君昨偕夫人邀請首董柏[illegible]德君監[illegible]克[illegible]而司兵艦兵官等在署飲宴(冊)

拐案破獲 ○江北人楊書東在原籍誘拐蘇開泰之妹來滬住虹鎮附近前日由蘇[illegible]尋獲鳴保送入[illegible]鎮巡局研詰屬實判送縣訊辦(西)

江安給船來滬修理 ○南洋鈞和兵輪管帶馬廷樹到道稟知奉江南財政局憲[illegible]飭拖帶江安輪船來申赴江南船塢修理

帮帶拔補把總 ○撫標滬軍營帮帶一差現奉[illegible]憲瑞觀察札委拔補把總魏吉元接辦昨日到道稟知到差(軍)

調委北市一區巡官 ○上海第三路北市巡警分局一區巡官呂輝椒近因辦理不善被人到道稟揭已奉瑞觀察查明屬實諭令撤差札委第四路巡警分局一區正巡官黃國華兼辦昨日到道稟知到差(晉)

斥革巡士 ○總工程局四十四號巡士唐史因屢誤警差由警務長查知即行斥革並商請裁判員押退學費(卞)

輕罰與婦人扭打之店夥 ○本城三牌樓大街祥泰隆新衣店昨日有一中年婦人至該店剪售[illegible]料因論價口角互相爭毆衣服均各撕碎由站街巡士見其勢難勸解帶至中區經程明府以店夥不應與婦人扭打姑念商人從寬判罰洋三元(寔)

德文醫學堂行開學禮 ○德國寶隆醫士於昔年創設同濟醫院茲為擴充起見於新閘白格路設立德文醫學堂一所教授中國青年子弟昨日上午十時行開學禮華董朱葆三君特宣讀頌詞謂醫院能救人於一時學堂能教人於後世云(川)

自悔誣控地保勒索 ○[illegible]華鎮米商楊三益計源和等前被[illegible]民在婁邑牛橋港地方搶失船米一案曾經控奉松江府憲札縣提訊復經楊三益等以地保沈哲成不肯賠償失米串出吳國樑陳渭濱等控縣被沈哲成勒索洋元由蔣董過付等情李大令閱稟後當飭補傳質訊昨經吳陳兩姓挽出族長吳友三陳海棠投案稟稱地保沈哲成並無勒索蔣董亦無過付情事實以吳國樑[illegible]濱聽信楊三益所致今已知悔出具悔呈切結以免誣累([illegible])

上海官事 ○江蘇候補府照磨陶文瀾辦理江西[illegible]信府[illegible]濟戒烟局委員裘鏞留學日本醫務學業生江寧縣附生蘇翰補用千總馬立勳等因公抵滬昨至道轅稟見馬千戎又呈直隸馬軍門公文一角 提右營守備杜鶴峯守戎[illegible]赴到道轅請病假五天 新[illegible]收發委員現經關太守稟請道憲改委(尾)

讞訟案[illegible]

第一次會訊克魯森洋行控案 ○德商克魯森洋行控三泰祥茂協順興劉桂記等四家定貨不出昨由公廨讞員王大令會同德國副領事集訊原差稟稱只有祥茂一家到案其餘三家尚在請律師代表因先訊祥茂據原告律師穆安素稱被告祥[illegible]向原告所定之麵粉四千包乃紅狗牌另有六千包亦是紅狗牌貨色略高貨到後屢催出貨均以貨色不符為辭茲將樣子二種及做成之麵包三個呈驗因原告當初曾與被告說明紅[illegible]牌乃美國梢次之貨請堂上飭令將貨出清中西官互商後判明日午後著其餘三家到案一併復訊(業)

第三次會訊冒牌紙烟案 ○英美紙烟公司控三星紙烟公司冒牌一案昨由公廨讞員與英巴副領事覆訊被告所延之費烈律師請傳見證洋人勒司讓供在華英紙烟公司經理香烟生理已有多年所有被告之少年牌與原告之強盜牌確有分別顏色亦異復有地球及打仗之分又有太陽及中西文字可認且背後與本公司內[illegible]牌相仿原告哈律師駁斥數語又傳見證汪鳳山供在同和字號執事客人購買紙烟不[illegible]章[illegible]律師又稱原告現無註冊憑據查英國律法須有憑據及冒牌見證方能控告今原告見證口供都不近情且[illegible]牌是在浦東製造未

1907 年 10 月 2 日《申报》刊载的“德文医学堂行开学典礼”

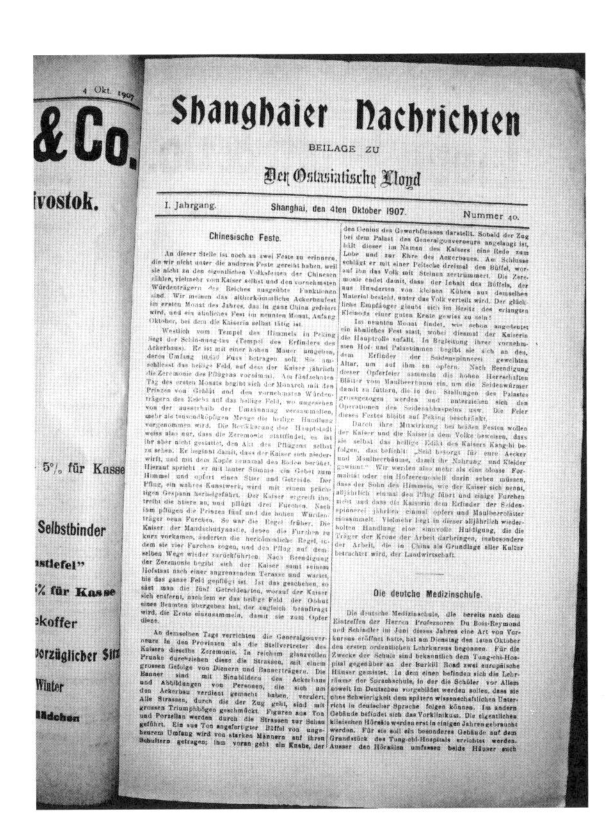

Shanghaier Nachrichten

BEILAGE ZU

Der Ostasiatische Lloyd

I. Jahrgang. Shanghai, den 4ten Oktober 1907. Nummer 40.

Chinesische Feste.

An dieser Stelle ist noch an zwei Feste zu erinnern, die wir nicht unter die anderen Feste gereiht haben, weil sie nicht zu den eigentlichen Volksfesten der Chinesen zählen, vielmehr vom Kaiser selbst und den vornehmsten Würdenträgern des Reiches ausgeübte Funktionen sind. Wir meinen das altherkömmliche Ackerbaufest im ersten Monat des Jahres, das in ganz China gefeiert wird, und ein ähnliches Fest im neunten Monat, Anfang Oktober, bei dem die Kaiserin selbst tätig ist.

Westlich vom Tempel des Himmels in Peking liegt der Schin-nung-tan (Tempel des Erfinders des Ackerbaus). Er ist mit einer hohen Mauer umgeben, deren Umfang 10,630 Fuss betragen soll. Sie umschliesst das heilige Feld, auf dem der Kaiser jährlich die Zeremonie des Pflügens vornimmt. Am fünfzehnten Tag des ersten Monats begibt sich der Monarch mit den Prinzen von Geblüt und den vornehmsten Würdenträgern des Reichs auf das heilige Feld, wo angesehen von der ausserhalb der Umzäunung versammelten, mehr als tausendköpfigen Menge die heilige Handlung vorgenommen wird. Die Bevölkerung der Hauptstadt weiss also nur, dass die Zeremonie stattfindet, es ist ihr aber nicht gestattet, den Akt des Pflügens selbst zu sehen. Er beginnt damit, dass der Kaiser sich niederwirft, und mit dem Kopfe neunmal den Boden berührt. Hierauf spricht er mit lauter Stimme ein Gebet zum Himmel und opfert einen Stier und Getreide. Der Pflug, ein wahres Kunstwerk, wird mit einem prächtigen Gespann herbeigeführt. Der Kaiser ergreift ihn, treibt die Stiere an, und pflügt drei Furchen. Nach ihm pflügen die Prinzen fünf und die hohen Würdenträger neun Furchen. So war die Regel früher. Die Kaiser der Mandschudynastie, denen die Furchen zu kurz vorkamen, änderten die herkömmliche Regel, indem sie vier Furchen zogen, und den Pflug auf demselben Wege wieder zurückführten. Nach Beendigung der Zeremonie begibt sich der Kaiser samt seinem Hofstaat nach einer angrenzenden Terasse und wartet, bis das ganze Feld gepflügt ist. Ist das geschehen, so säet man die fünf Getreidearten, worauf der Kaiser sich entfernt, nachdem er das heilige Feld der Obhut eines Beamten übergeben hat, der zugleich beauftragt wird, die Ernte einzusammeln, damit sie zum Opfer diene.

An demselben Tage verrichten die Generalgouverneure in den Provinzen als die Stellvertreter des Kaisers dieselbe Zeremonie. In reichem glanzvollen Prunke durchziehen diese die Strassen, mit einem grossen Gefolge von Dienern und Bannerträgern. Die Banner sind mit Sinnbildern des Ackerbaus und Abbildungen von Personen, die sich um den Ackerbau verdient gemacht haben, verziert. Alle Strassen, durch die der Zug geht, sind mit grossen Triumphbögen geschmückt. Figuren aus Ton und Porzellan werden durch die Strassen zur Schau geführt. Ein aus Ton angefertigter Büffel von ungeheurem Umfang wird von starken Männern auf ihren Schultern getragen; ihm voran geht ein Knabe, der den Genius des Gewerbfleisses darstellt. Sobald der Zug bei dem Palast des Generalgouverneurs angelangt ist, hält dieser im Namen des Kaisers eine Rede zum Lobe und zur Ehre des Ackerbaues. Am Schlusse schlägt er mit einer Peitsche dreimal den Büffel, worauf ihn das Volk mit Steinen zertrümmert. Die Zeremonie endet damit, dass der Inhalt des Büffels, der aus Hunderten von kleinen Kühen aus demselben Material besteht, unter das Volk verteilt wird. Der glückliche Empfänger glaubt sich im Besitz des erlangten Kleinods einer guten Ernte gewiss zu sein!

Im neunten Monat findet, wie schon angedeutet ein ähnliches Fest statt, wobei diesmal der Kaiserin die Hauptrolle zufällt. In Begleitung ihrer vornehmsten Hof- und Palastdamen begibt sie sich an den, dem Erfinder der Seidenspinnerei geweihten Altar, um auf ihm zu opfern. Nach Beendigung dieser Opferfeier sammeln die hohen Herrschaften Blätter vom Maulbeerbaum ein, um die Seidenwürmer damit zu füttern, die in den Stallungen des Palastes grossgezogen werden und unterziehen sich den Operationen des Seidenabhaspelns usw. Die Feier dieses Festes bleibt auf Peking beschränkt.

Durch ihre Mitwirkung bei beiden Festen wollen der Kaiser und die Kaiserin dem Volke beweisen, dass sie selbst das heilige Edikt des Kaisers Kang-hi befolgen, das befiehlt: „Seid besorgt für eure Aecker und Maulbeerbäume, damit ihr Nahrung und Kleider gewinnt." Wir werden also mehr als eine blosse Formalität oder ein Hofzeremoniell darin sehen müssen, dass der Sohn des Himmels, wie der Kaiser sich nennt, alljährlich einmal den Pflug führt und einige Furchen zieht und dass die Kaiserin dem Erfinder der Seidenspinnerei jährlich einmal opfert und Maulbeerblätter einsammelt. Vielmehr liegt in dieser alljährlich wiederholten Handlung eine sinnvolle Huldigung, die die Träger der Krone der Arbeit darbringen, insbesondere der Arbeit, die in China als Grundlage aller Kultur betrachtet wird, der Landwirtschaft.

Die deutche Medizinschule.

Die deutsche Medizinschule, die bereits nach dem Eintreffen der Herren Professoren Du Bois-Reymond und Schindler im Juni dieses Jahres eine Art von Vorkursus eröffnet hatte, hat am Dienstag den 1sten Oktober den ersten ordentlichen Lehrkursus begonnen. Für die Zwecke der Schule sind bekanntlich dem Tung-chi-Hospital gegenüber an der Burkill Road zwei europäische Häuser gemietet. In dem einen befinden sich die Lehrräume der Sprachschule, in der die Schüler vor Allem soweit im Deutschen vorgebildet werden sollen, dass sie ohne Schwierigkeit dem spätern wissenschaftlichen Unterricht in deutscher Sprache folgen können. Im andern Gebäude befindet sich das Vorklinikum. Die eigentlichen klinischen Hörsäle werden erst in einigen Jahren gebraucht werden. Für sie soll ein besonderes Gebäude auf dem Grundstück des Tung-chi-Hospitals errichtet werden. Ausser den Hörsälen umfassen beide Häuser auch

1907年10月4日《德文新报》关于“德文医学堂开学典礼”的报道

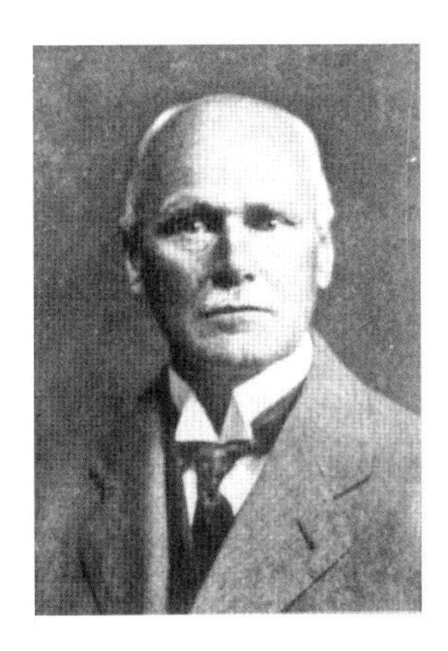

奥斯卡·福沙伯(Oscar von Schab),德国医学博士,同济德文医学堂总监督、总理(1909—1911)、同济德文医工学堂总监督、总理(1912—1917)

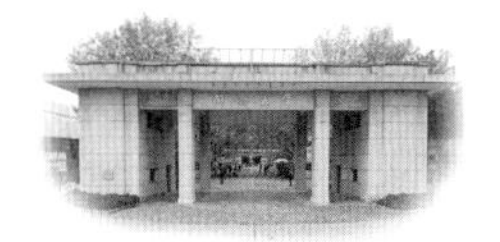

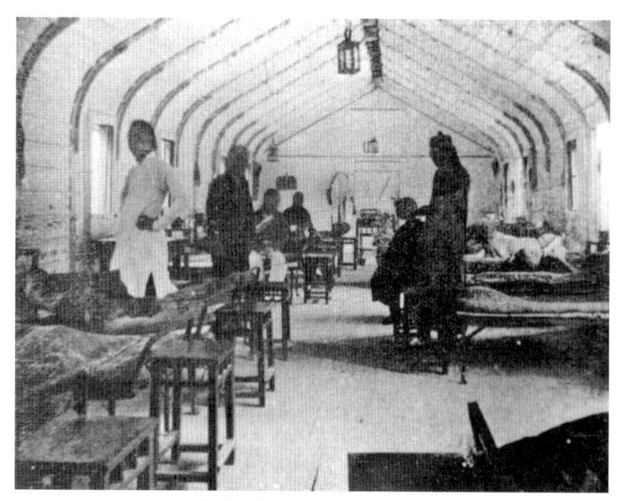

学生在宝隆医院实习

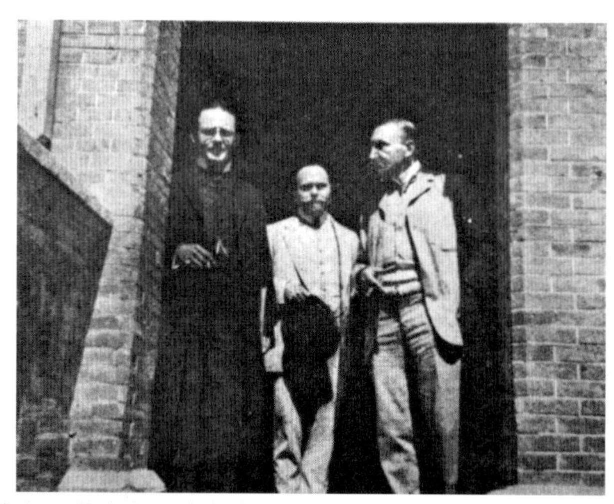

德文医学堂成立时由德国普鲁士文化部派遣的三名教师

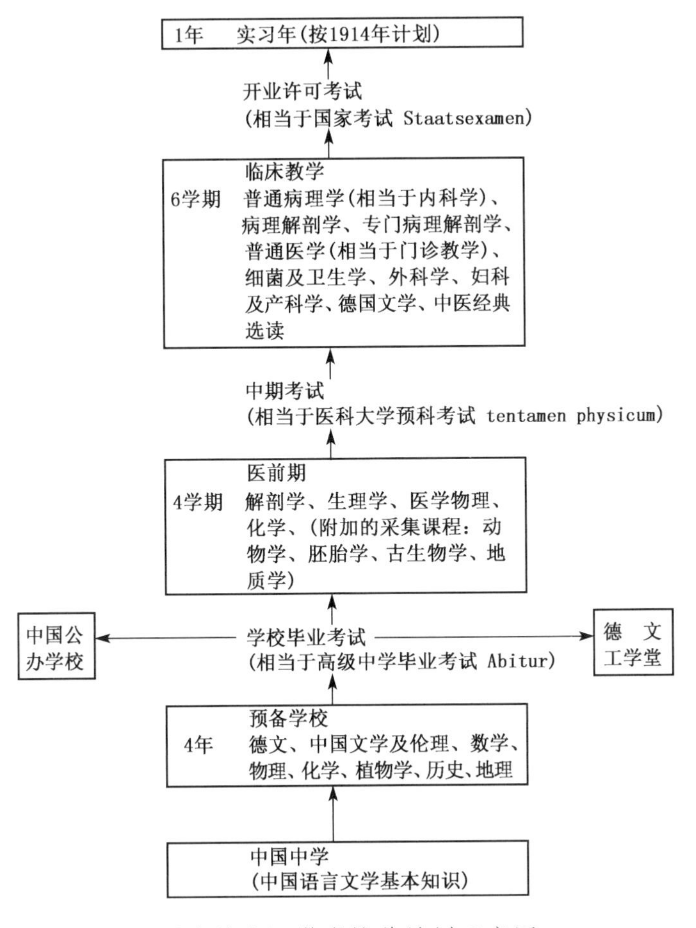

同济德文医学堂培养计划示意图

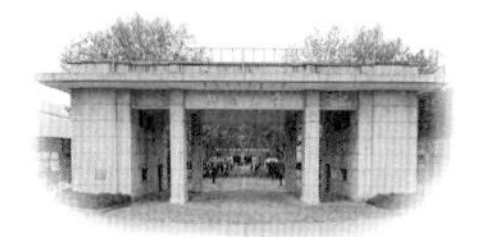

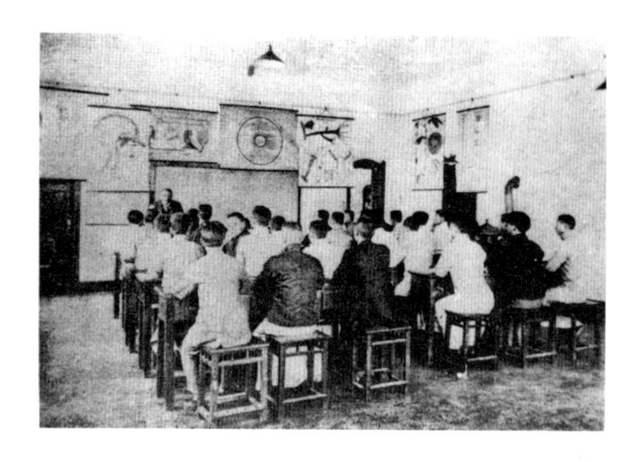

生理学课堂

1907—1917年德文科监督：安东·辛德勒(Anton Schindler)、瓦尔德马尔·阿曼(Waldemar Amman)、沃尔夫冈·林丕雷(Wolfgang Limpricht)、弗里茨·柯乐维康(Fritz Klövekorn)、恩斯特·费提克(Ernst Foethke)。

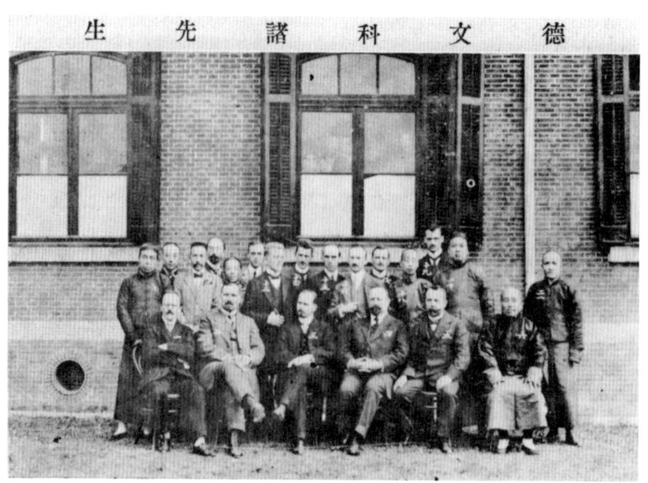

1915年，德文科教师合影

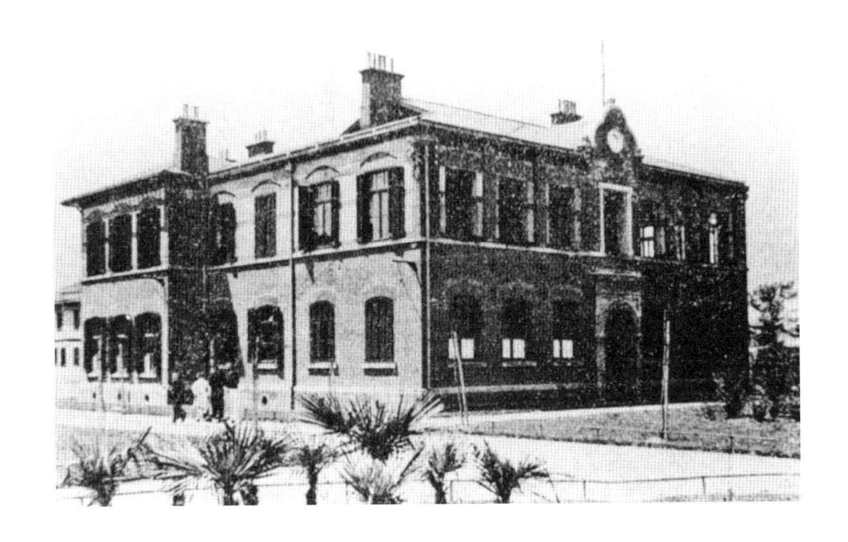

德文科校舍

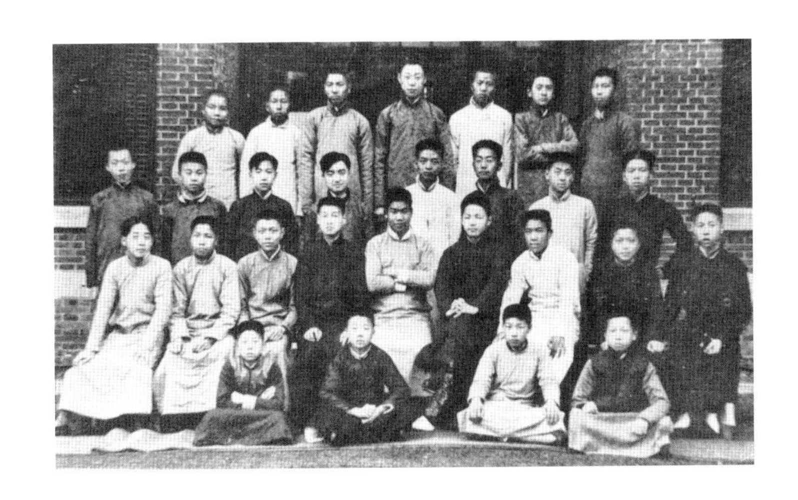

1916年,德文科
一年级学生合影

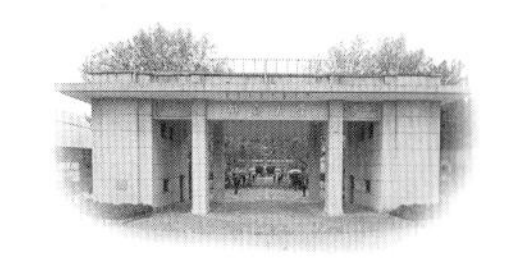

三、赁屋建舍

1907 年德文医学堂创办时，在白克路（今凤阳路）同济医院对门租赁一幢西式三层楼房作为校舍。1908 年，在宝昌路（今淮海中路）南、金神父路（今瑞金二路）西购得土地 12 亩自建校舍，1909 年落成。1912 年工科建立后，在金神父路增购 19 亩土地扩建校舍，至 1913 年，校舍基本建成，初具规模。

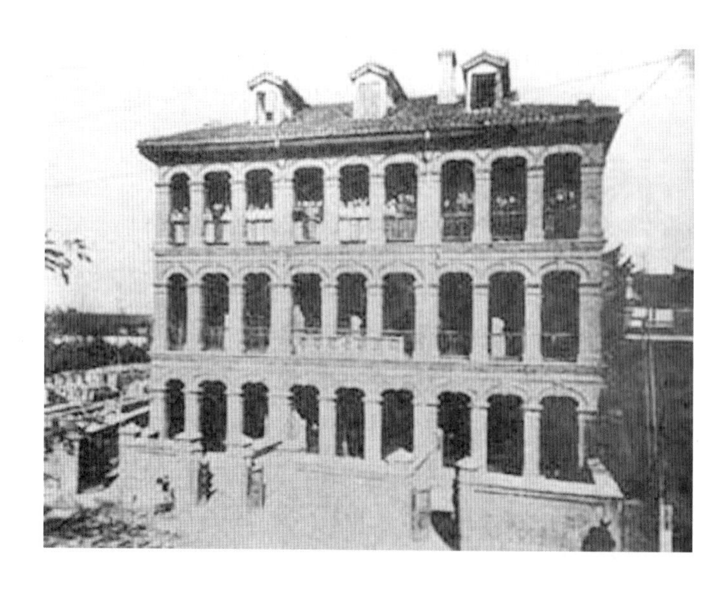

1907 年，白克路（今凤阳路）校舍

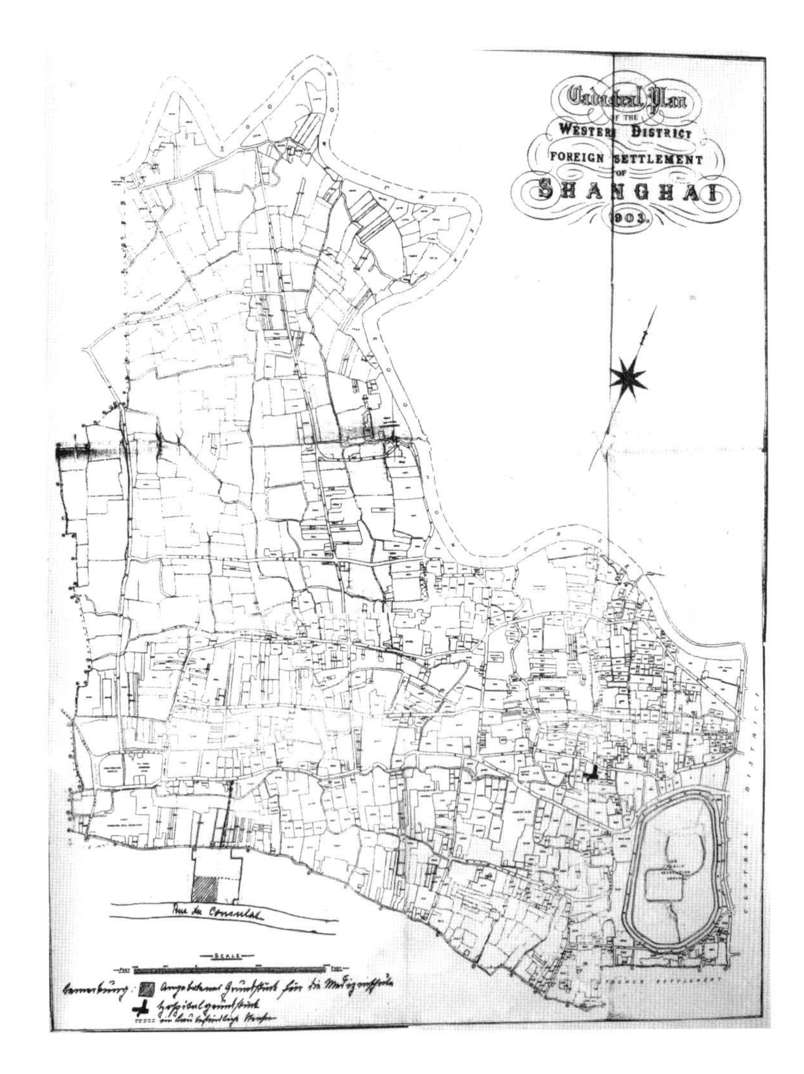

1908 年校区地块(1903 年版上海地图上标出)

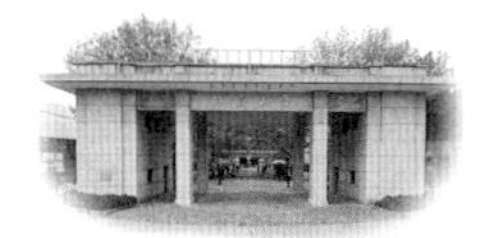

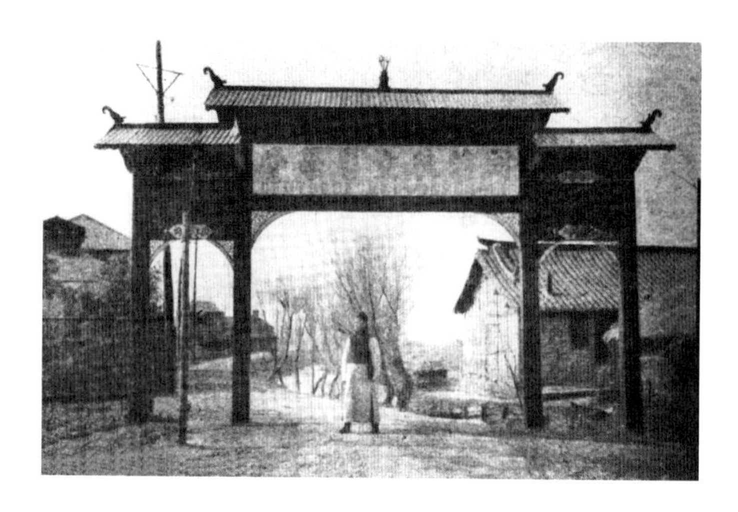

1908 年，同济德文医学堂校门

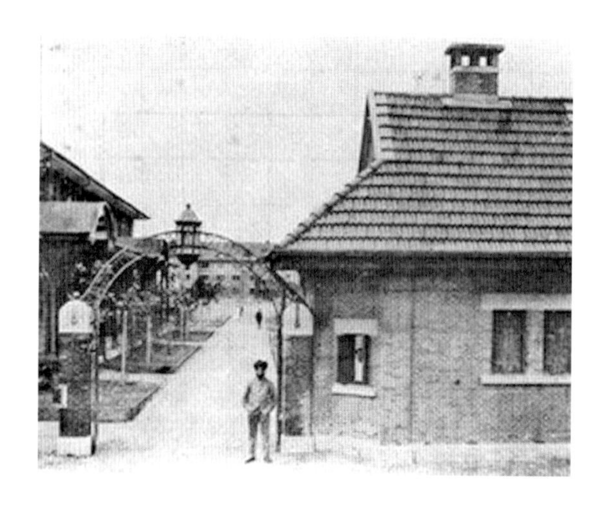

1912 年，法华路(今复兴中路)同济德文医工学堂校门

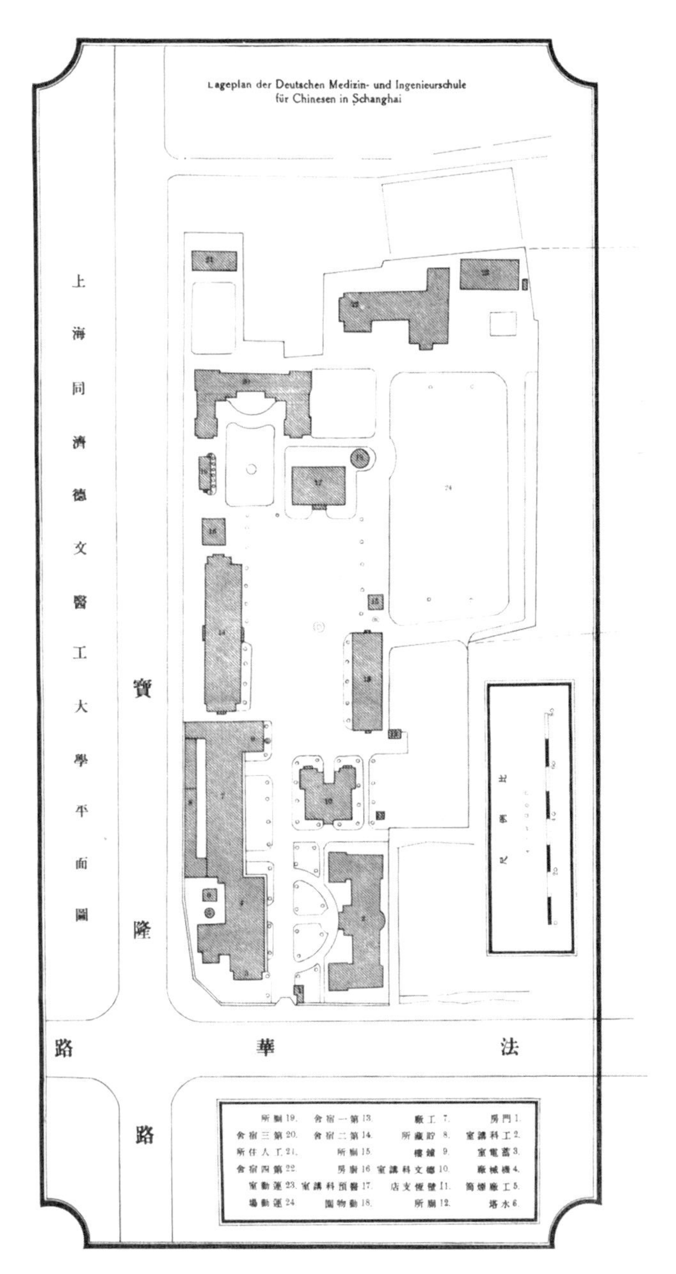

1916年，同济德文医工学堂校园平面图

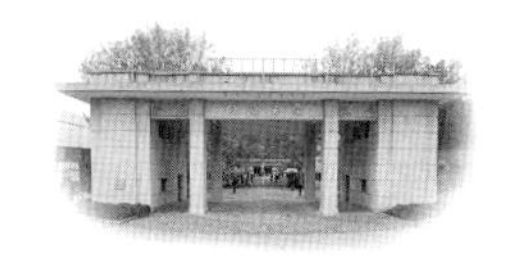

四、立医为碑

由埃里希·宝隆始建于1900年的同济医院，是“德文医学堂”的实习医院，1909年宝隆去世后，为纪念他的功绩，同济医院更名为宝隆医院。

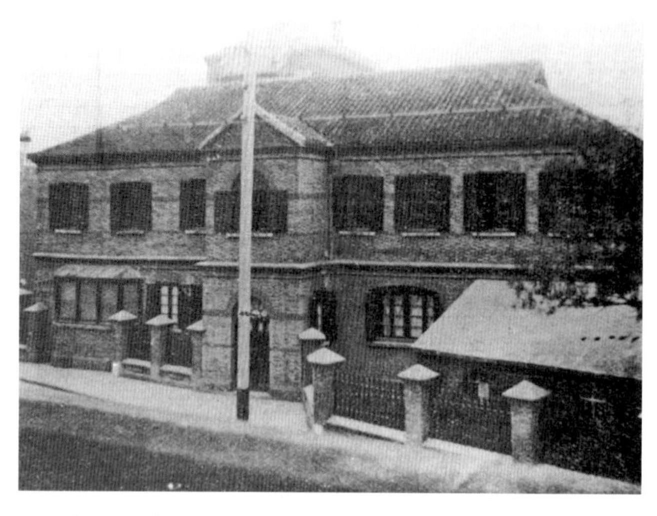

同济医院外景

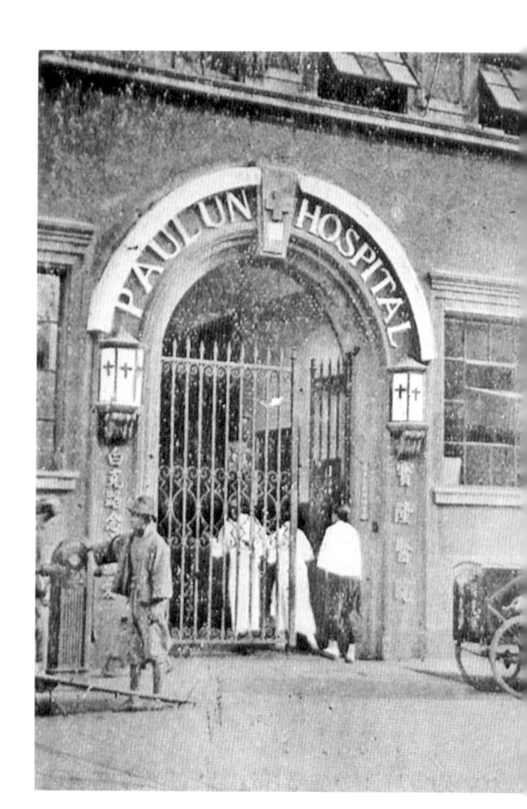

宝隆医院大门

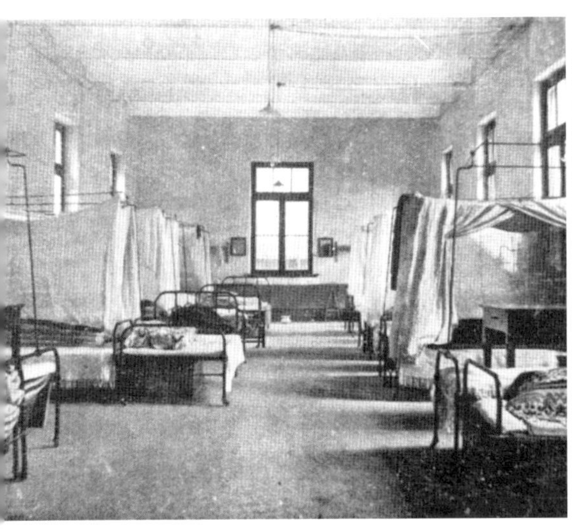

宝隆医院病房

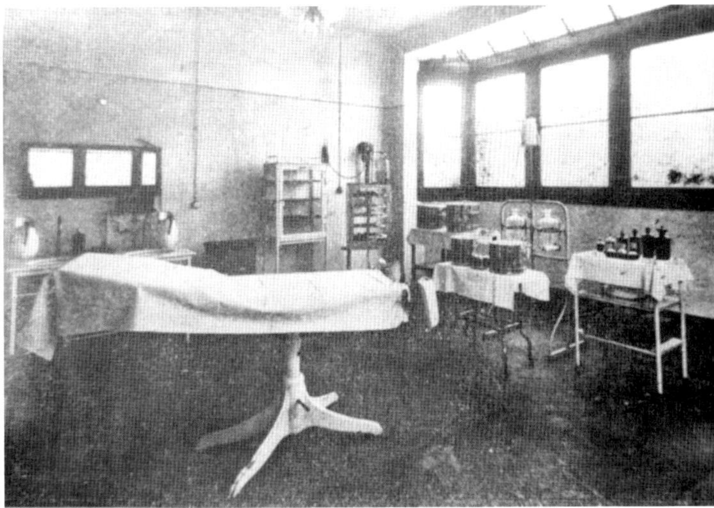

宝隆医院观察室

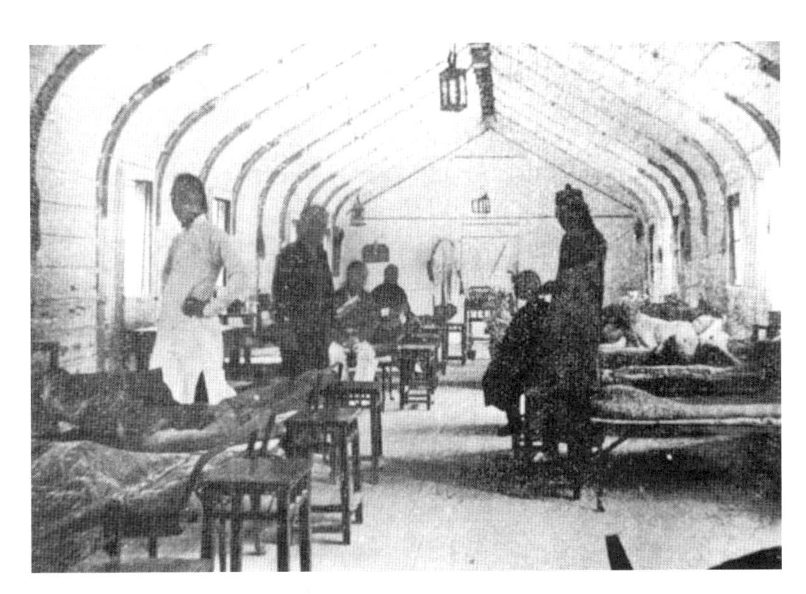

值班医生探视病人

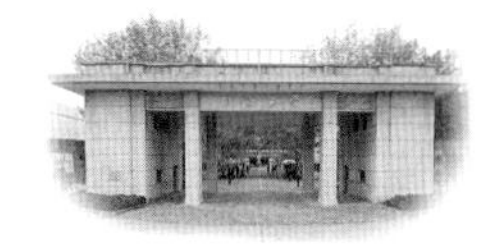

五、惠学益教

医学堂开办时,教员由上海德医公会的医生兼任。随着学堂的发展,师资不断增加,至1916年,包括德文、工科以及医科在内,共有德籍教师26人,中国教师9人。

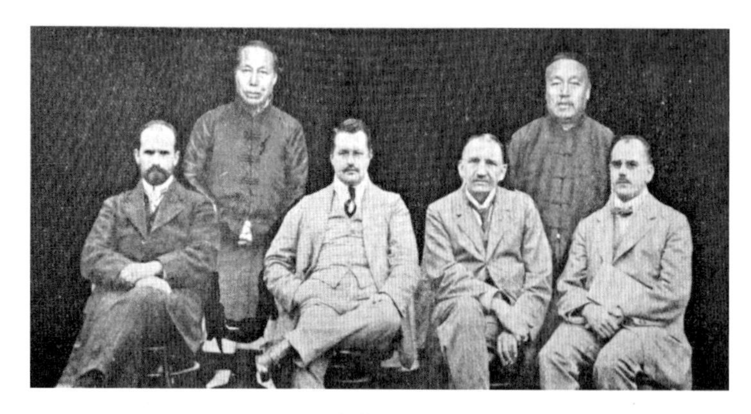

医正科教习(1916)

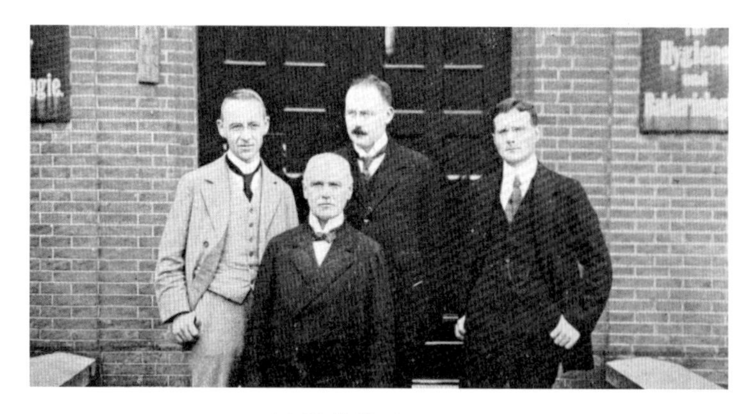

医预科教习(1916)

六、桃李初绽

德文医学堂首届学生 8 人，首届毕业生仅江逢治、张近枢和何理中三人。至 1916 年，已有医科学生 204 人，至 1917 年，医科共有毕业生 42 人。

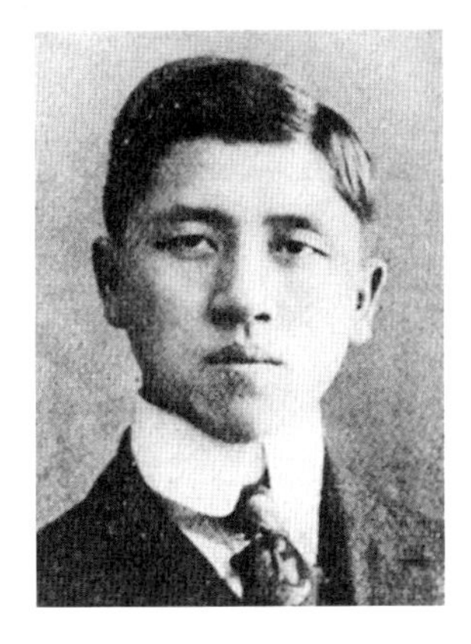

江逢治（1891—1930），1915 年获柏林大学医学博士学位，是首位在德国获得医学博士学位的中国学生

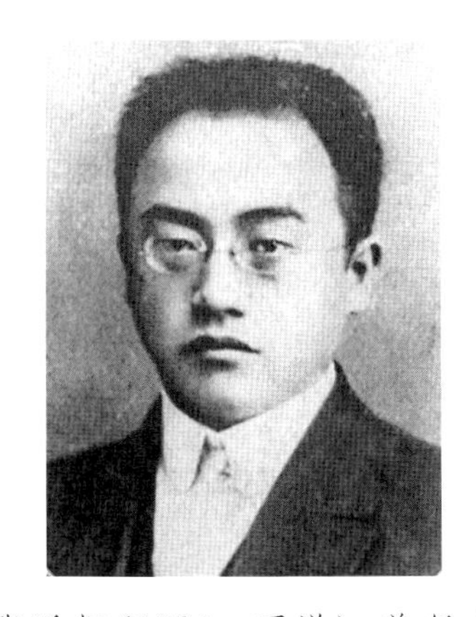

张近枢（1886—不详），曾任上海同德医学专门学校附属同德医院院长

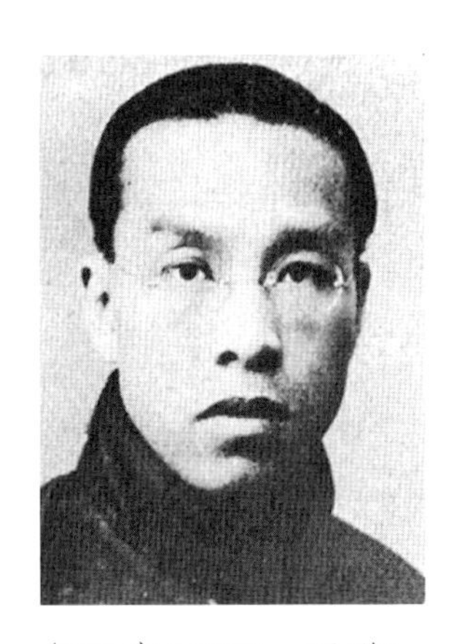

何理中（1881—不详），毕业后在上海行医

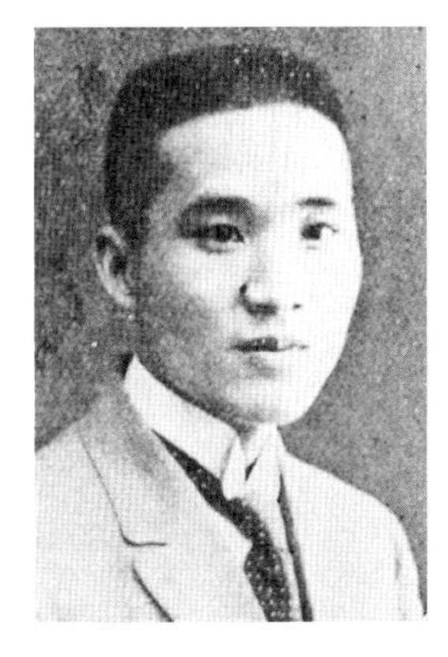

李梅龄（1888—1972），医学堂第三届毕业生，是同济培养的第一位博士，1916 年其博士学位获德国认可

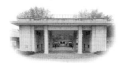

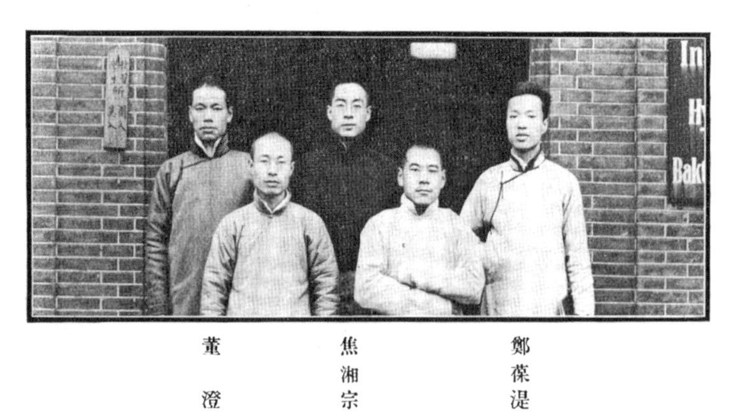

董澄　焦湘宗　鄭葆湜

金建宏　楊瑞雲

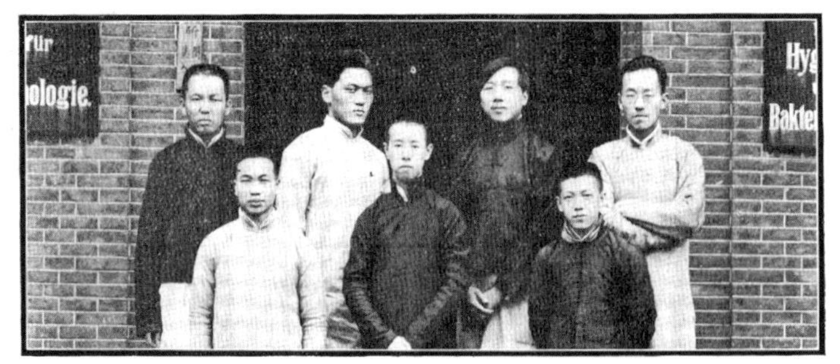

楊永超　何鶴佺　周綸　劉仲剛

曾接安　馮宜鵬　周宗琦

1916年，医科各年级学生合影

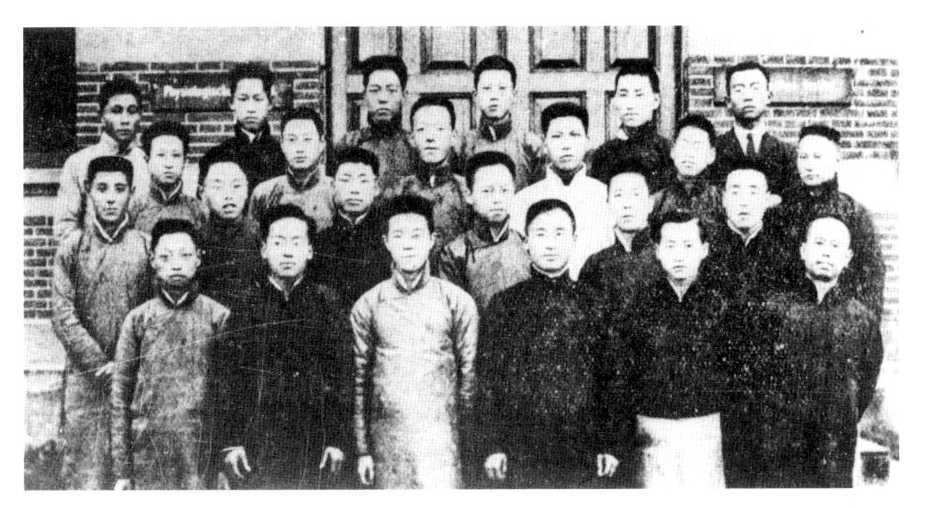

1916 年，医预科二年级全体同学合影，其中翁之龙(第 3 排右 2)、赵士卿(第 4 排右 2)、丁文渊(第 2 排右 2)先后任 1930—1940 年同济大学校长

第二单元
屡遭劫难　中德共建
（1917—1937）

导语

1917 年 3 月，受第一次世界大战的影响，中德两国政府断交，位于法租界的同济德文医工学堂校区被强行关闭，学校迁往吴淞，由华人接办，更名为私立同济医工专门学校，阮尚介受聘成为首任华人校长，但教务仍由德国教授负责，延续德国教育模式。1923 年 4 月，学校正式更名为同济大学。1927 年 8 月，学校成为南京国民政府确立的首批八所国立大学之一。1930 年，医、工两科分别更名为医学院和工学院，快速发展。

一、罹祸一战

1917 年 3 月 17 日，上海法租界当局强行关闭和没收租界内的德国产业，解散同济德文医工学堂。学校被迫先后搬至吴淞中国公学和炮台湾海军学校，租借校舍继续办学。

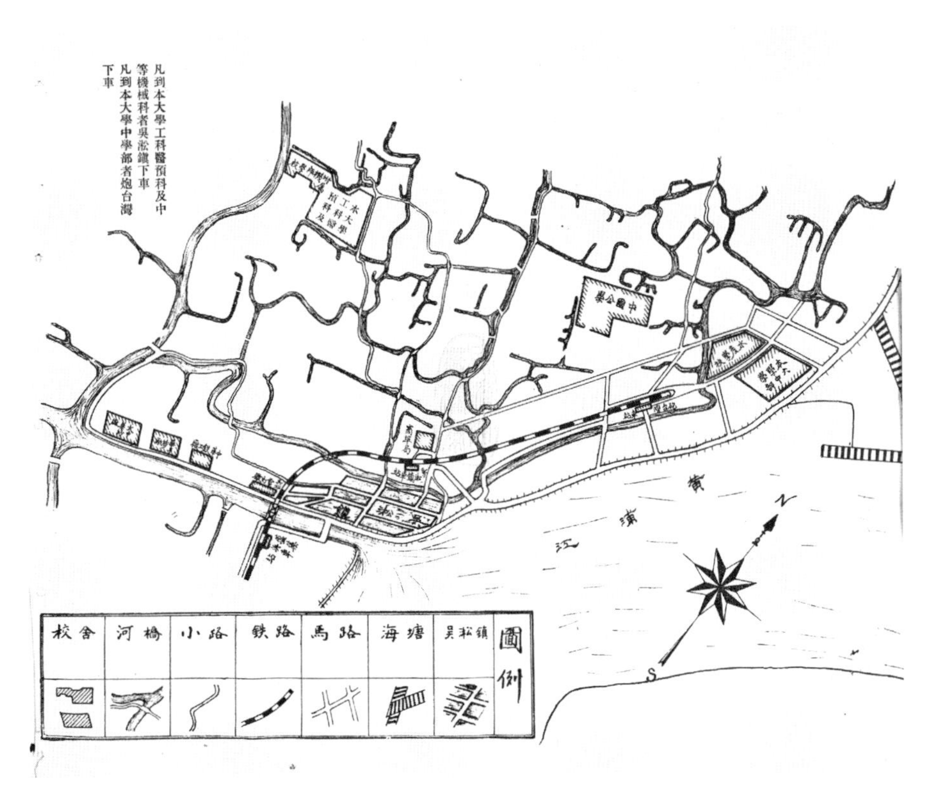

学校在吴淞租借校舍分布图

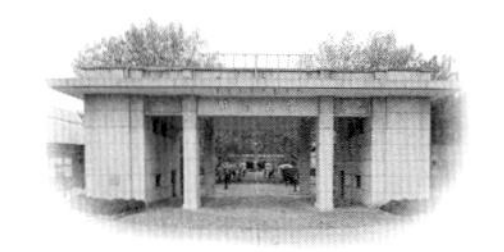

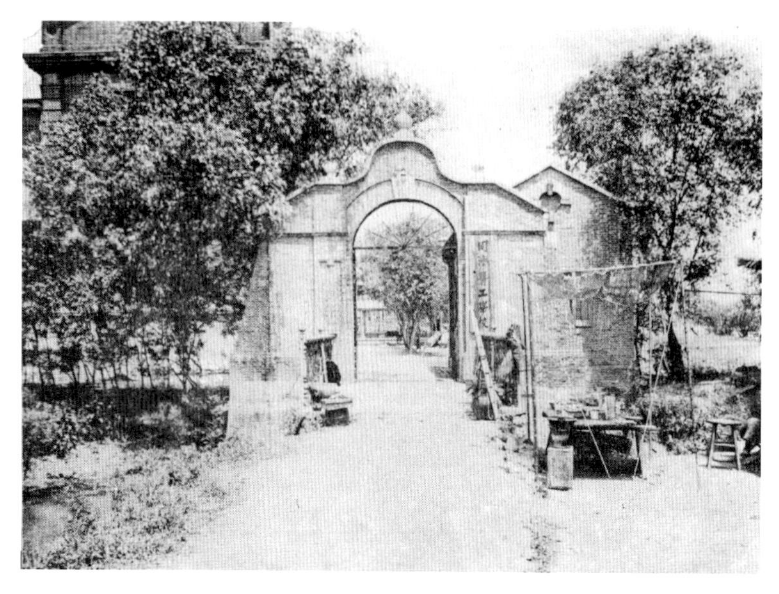

租借中国公学办学时校门

二、德华共育

学校迁至吴淞后，华人组成的校董会成为学校最高领导机构。27岁的阮尚介受聘担任校长，成为同济历史上首位华人校长。1919年，学校在吴淞购地（今宝山同济路），1920年开始兴建校区。1924年5月18日，新校舍主体落成，主要建筑物有大礼堂、生理学馆等400余间，占地198亩。

经历了第一次世界大战中德断交的风波后，学校秉持初衷，继续留任德籍教师。1920年以后，学校恢复对德联系，德国续派教师到校，与华籍教师共同执教。1930年医科改名学院后，首任院长仍由德籍教授担任，医学教育继续按照德国模式发展。1935年起，按教育部规定，增加实习期1年，学制改为6年。

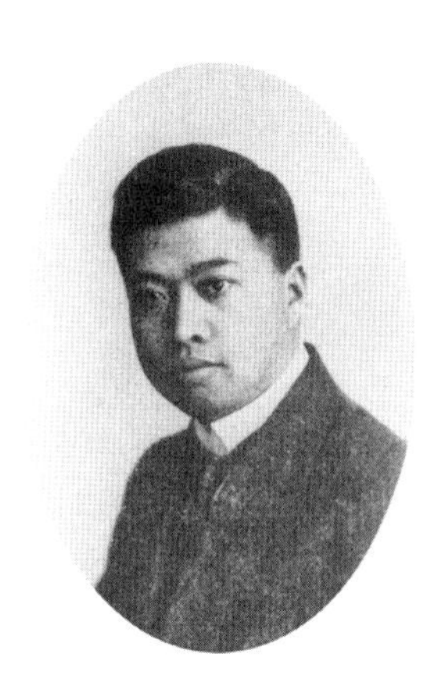

阮尚介(1889—1960)，曾先后赴日本和德国留学，同济首位华人校长(1917—1927)

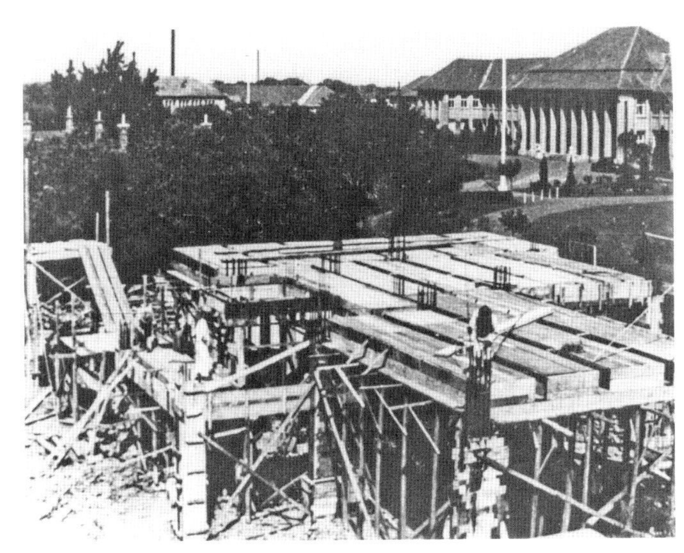

建设中的吴淞新校舍

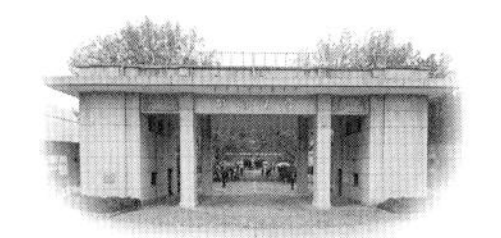

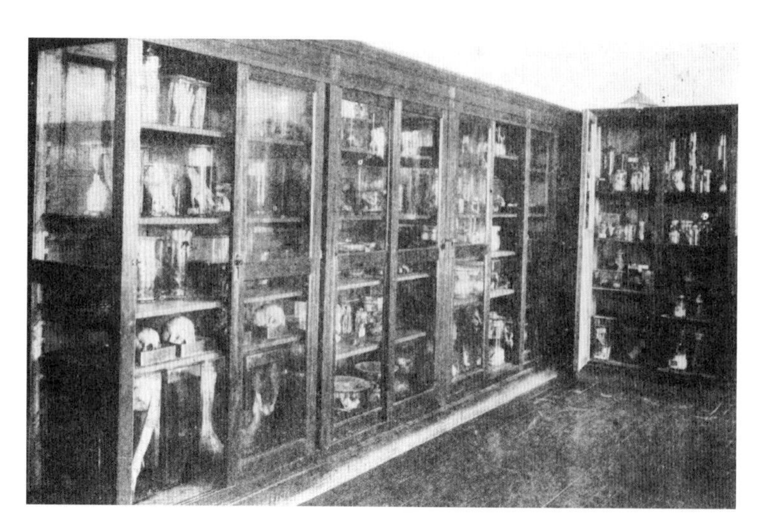

解剖学研究馆

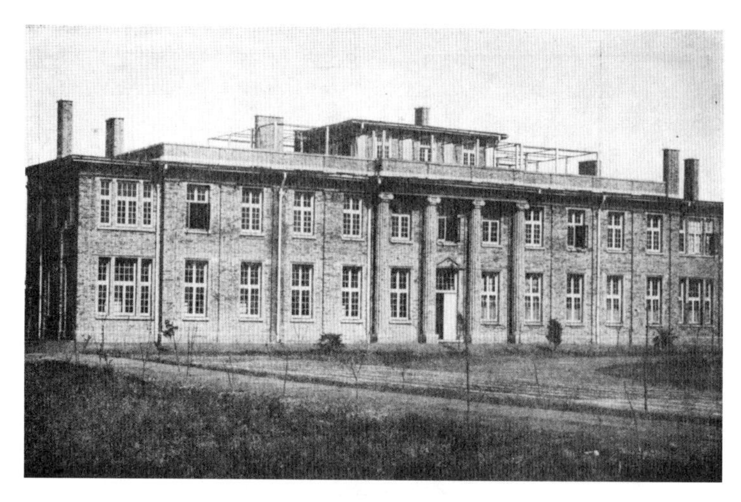

生理学研究馆

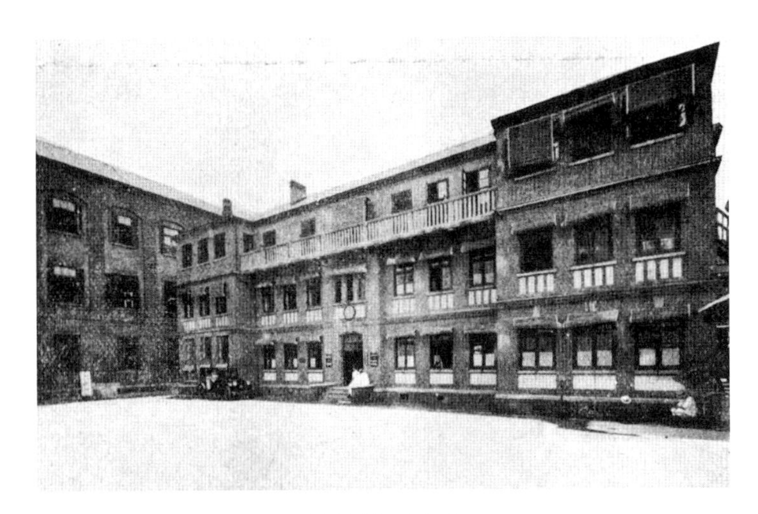

药物学研究馆

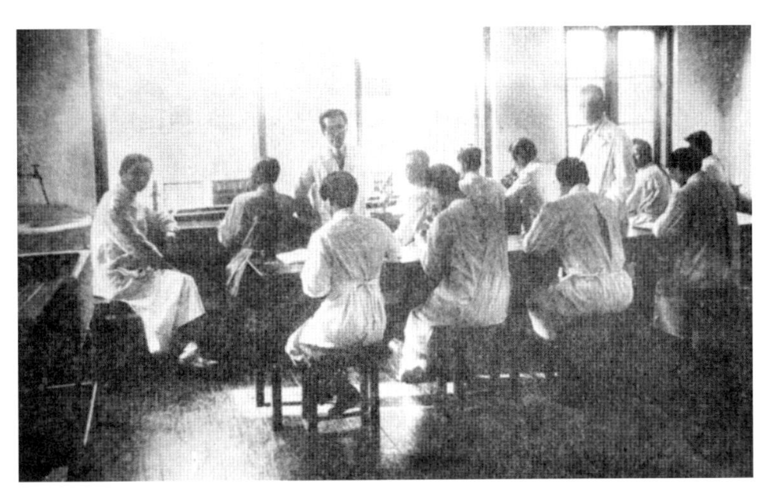

病理学实习(1928)

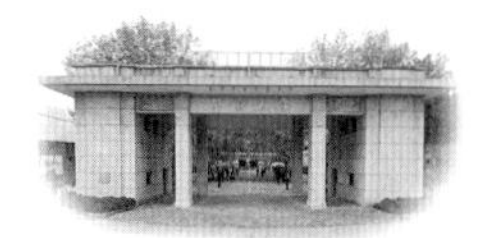

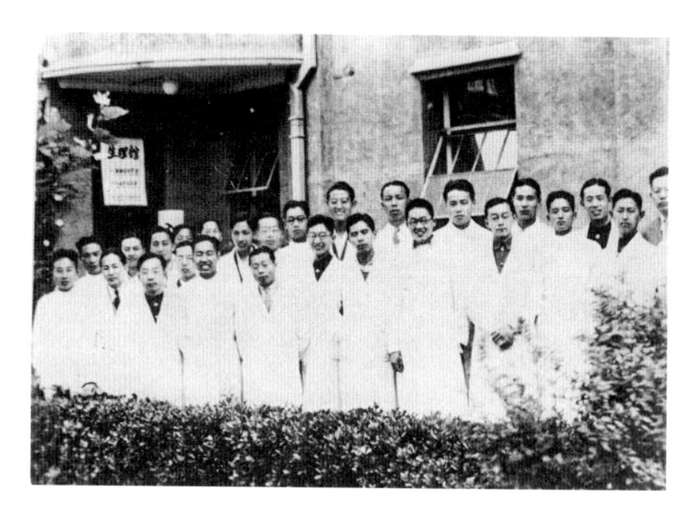

1936 年,医学院举行解剖学展览会

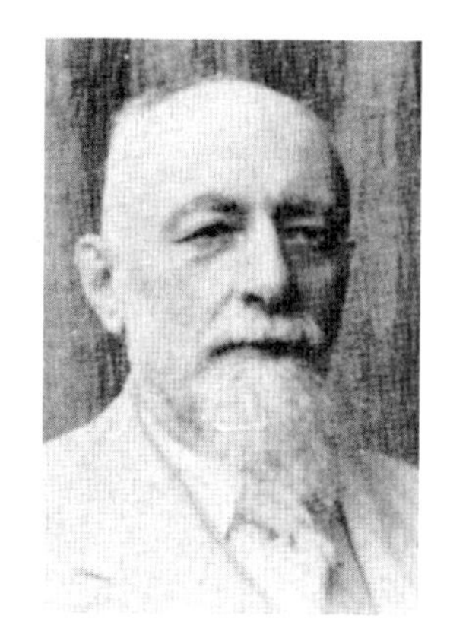

生理学教授汉斯·史图博(Hans Stübel)

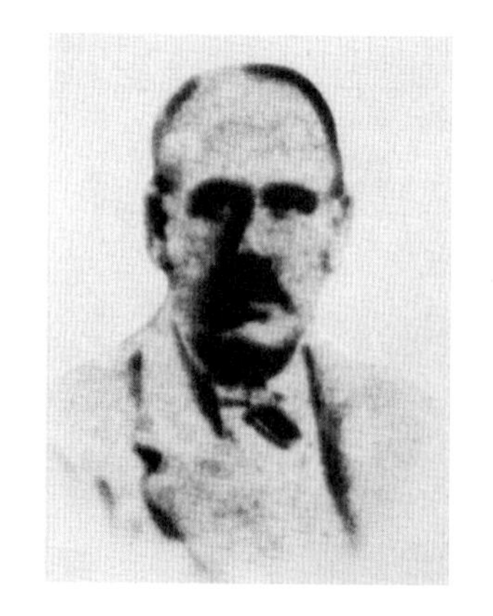

医学院首任德籍院长爱德华·柏德(Eduard Birt)教授

三、改名并轨

作为与现代大学并轨的外部标志之一，1920 年的同济诸科相继更名：1923 年 4 月 24 日，教育部下达第 634 号指令，学校定名为“同济大学”。1924 年 5 月 20 日，教育部第 120 号训令，批准同济医科为大学。1930 年，医、工两科再次更名，分别为医学院和工学院。

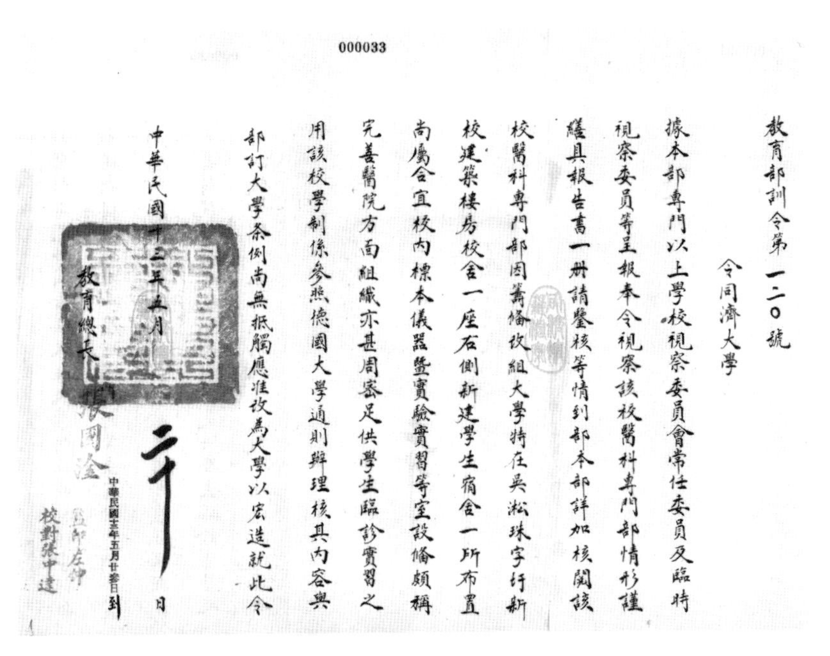

000033

教育部訓令第一二〇號

令同濟大學

據本部專門以上學校視察委員會常任委員及臨時視察委員等呈報奉令視察該校醫科專門部情形謹繕具報告書一冊請鑒核等情到部本部詳加核閱該校醫科專門部因籌備改組大學特在吳淞珠字圩新校建築樓房校舍一座右側新建學生宿舍一所布置尚屬合宜校內標本儀器暨實驗實習等室設備頗稱完善醫院方面組織亦甚周密足供學生臨診實習之用該校學制係參照德國大學通則辦理核其內容與部訂大學條例尚無牴觸應准改為大學以宏造就此令

中華民國十三年五月　日

教育總長　張國淦

中華民國十三年五月廿三日到

監印左仲　校對張中建

教育部第 120 号训令，批准同济医科为大学

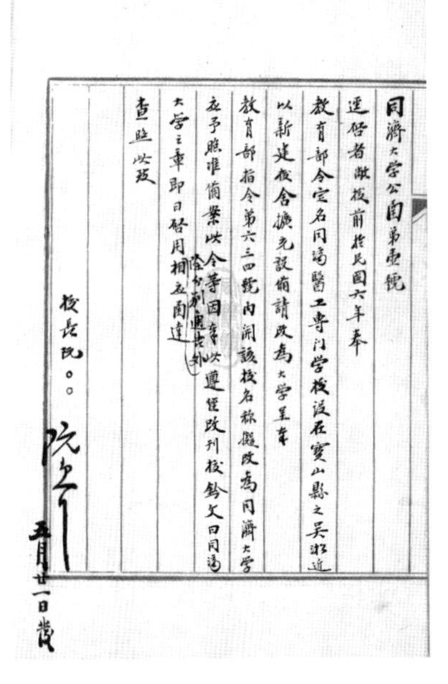

同濟大学公函第壹號

逕啓者敝校前於民國六年奉

教育部令定名同濟醫工專门学校設在寶山縣之吳淞近

以新建校舍擴充設備請改為大学呈奉

教育部指令第六三四號內開該校名称擬改為同濟大学

應予照准備案此令等因奉此遵經改刊校鈐文曰同濟

大学之章即日啓用除分別函呈外相應函達

查照此致

校長阮〇〇

阮尚介

五月廿一日發

1924 年 5 月 21 日，阮尚介校长签发的“同济大学公函第壹号”

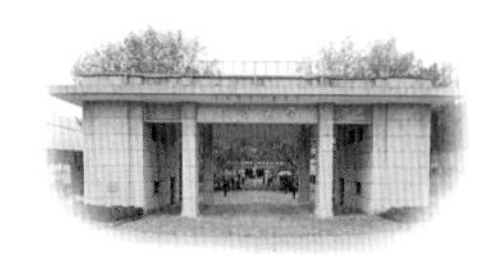

四、危巢之下

1932年，“一·二八”淞沪抗战爆发，学校的主要建筑遭到日军轰炸，损失严重，学校暂迁市区巨籁达路（今巨鹿路）民生坊租赁民房上课。1932年8月25日，迁回吴淞上课。

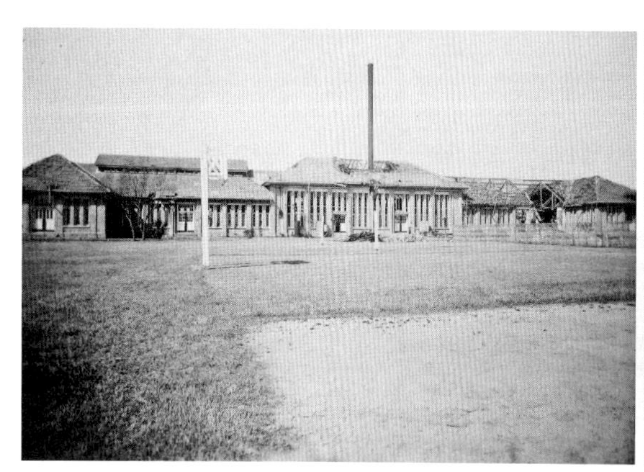

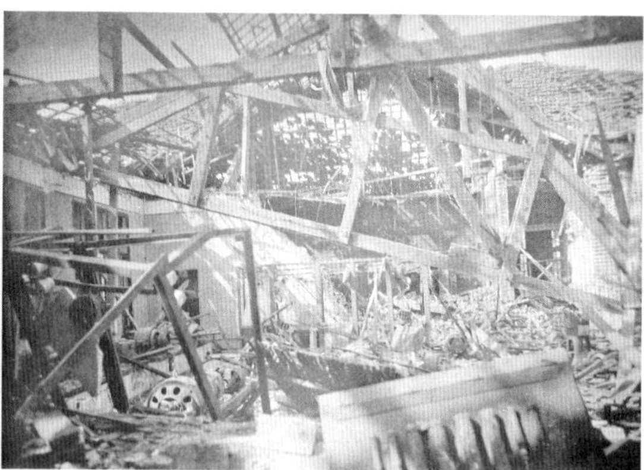

学校受创惨景

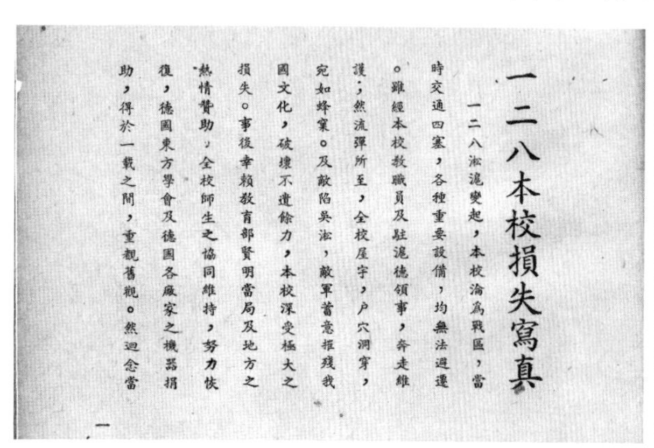

一二八本校損失寫真

一二八淞滬變起，本校淪爲戰區，當時交通四塞，各種重要設備，均無法遷避。雖經本校教職員及駐滬德領事，奔走維護；然流彈所至，全校屋宇，户穴洞穿，宛如蜂窠。及敵陷吳淞，敵軍蓄意摧殘我國文化，破壞不遺餘力，本校深受極大之損失。事後幸賴教育部賢明當局及地方之熱情贊助，全校師生之協同維持，努力恢復，德國東方學會及德國各廠家之機器捐助，得於一載之間，重覩舊觀。然迴念當

一

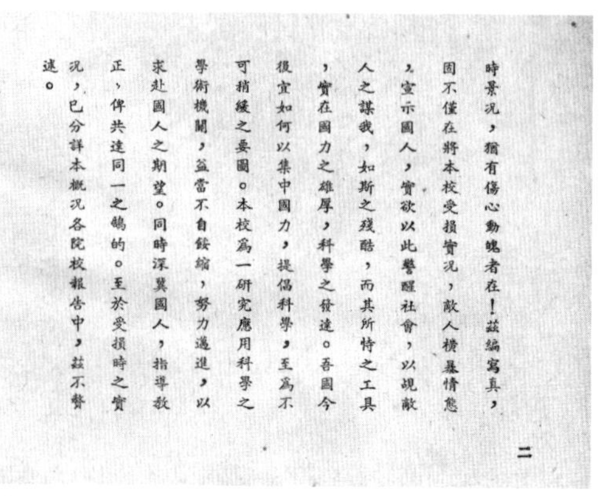

時景況，猶有傷心動魄者在！茲編寫真，固不僅在將本校受損實況，敵人横暴情態，宣示國人，實欲以此警醒社會，以覘敵人之謀我，如斯之殘酷，而其所恃之工具，實在國力之雄厚，科學之發達。吾國今後宜如何以集中國力，提倡科學，至爲不可稍緩之要圖。本校爲一研究應用科學之學術機關，益當不自餒縮，努力邁進，以求赴國人之期望。同時深冀國人，指導教正，俾共達同一之鵠的。至於受損時之實況，已分詳本概況各院校報告中，茲不贅述。

二

学校“一·二八”受创损失报告

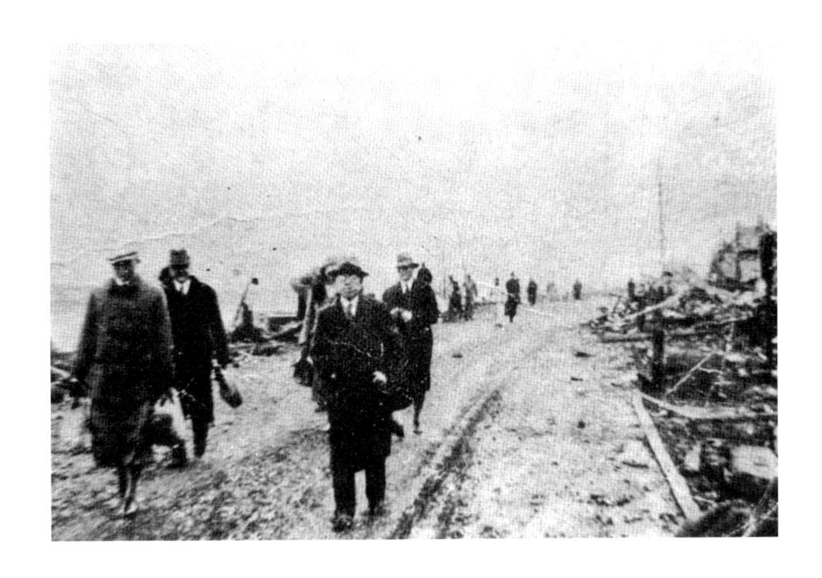

德籍教授撤离吴淞，到市区避难

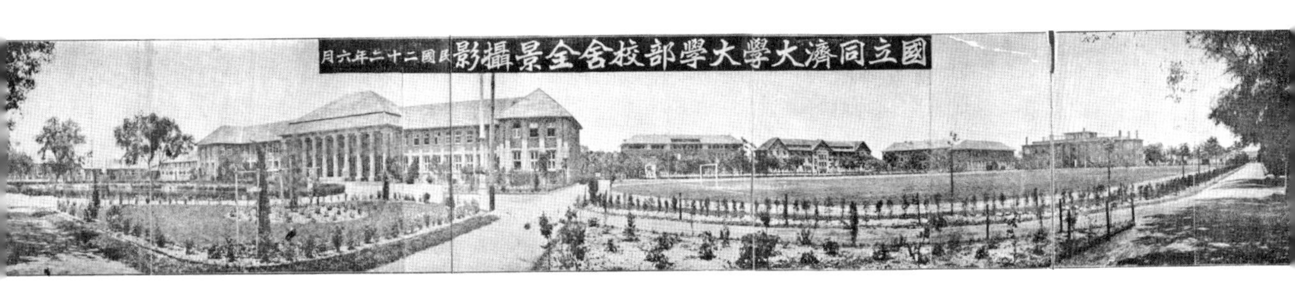
國立同濟大學大學部校舍全景攝影
民國二十二年六月

1933 年 6 月，修复后的校舍全景

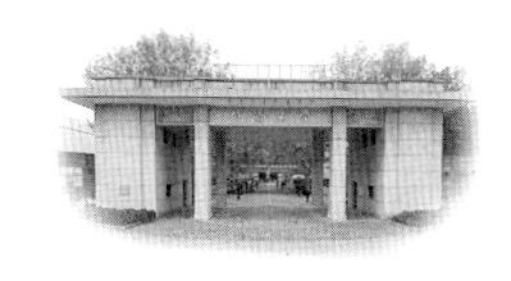

五、市立医院

1932 年,国民政府决定新建一所上海最大最先进的市立医院,委托同济管理使用,作为医学院第二临床实习医院。1937 年 4 月 4 日,市立医院主楼揭幕典礼在江湾今长海医院所在地举行,校长翁之龙兼任院长。

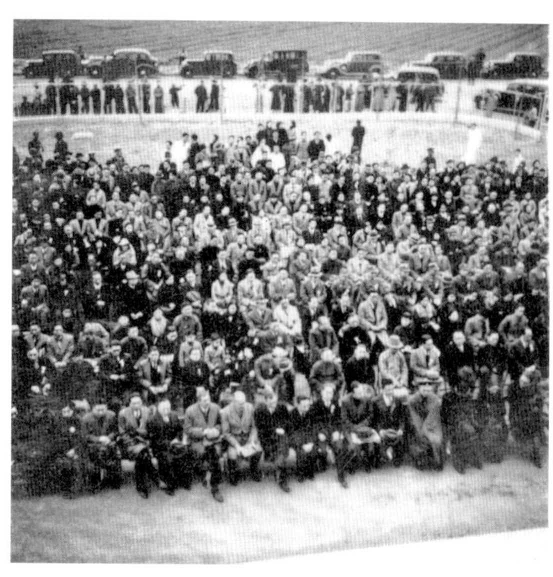

上海市立医院举行揭幕典礼

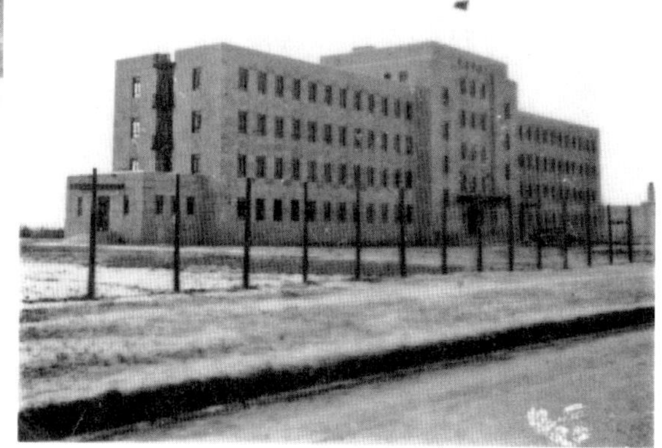

上海市立医院外景

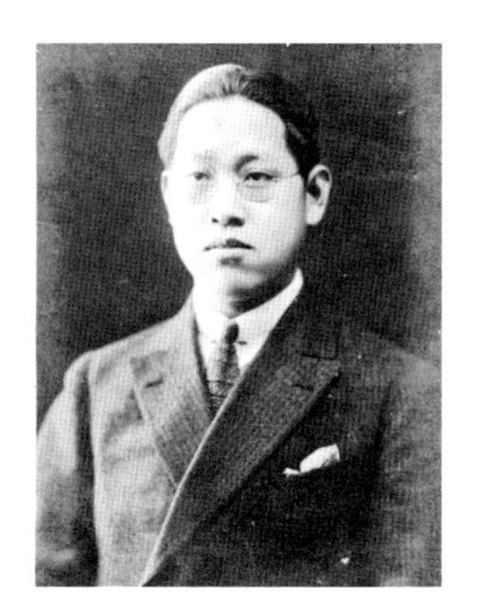

医务长兼妇科主任王味根教授

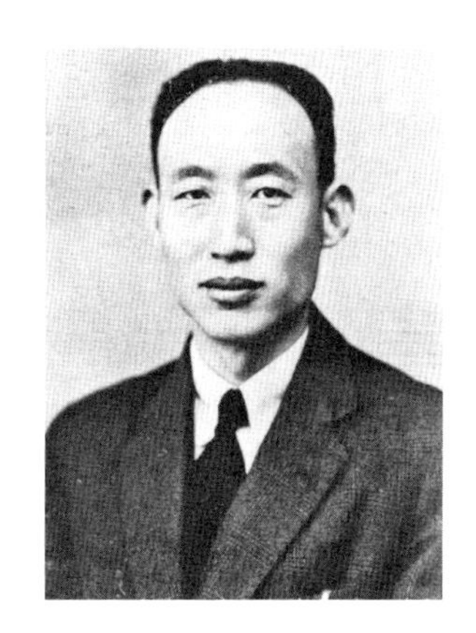

内科主任张静吾教授

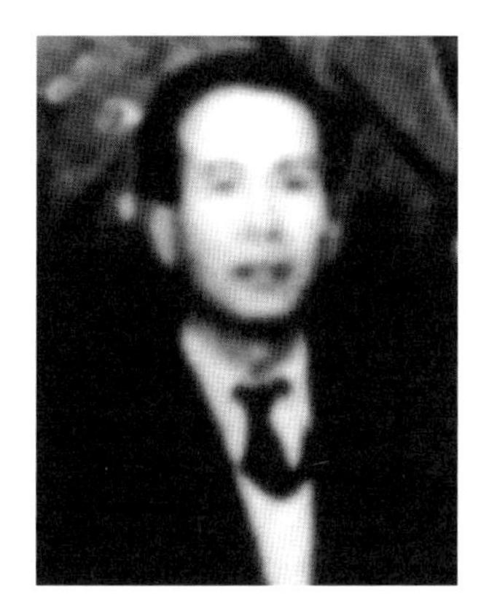

外科主任黄榕增教授

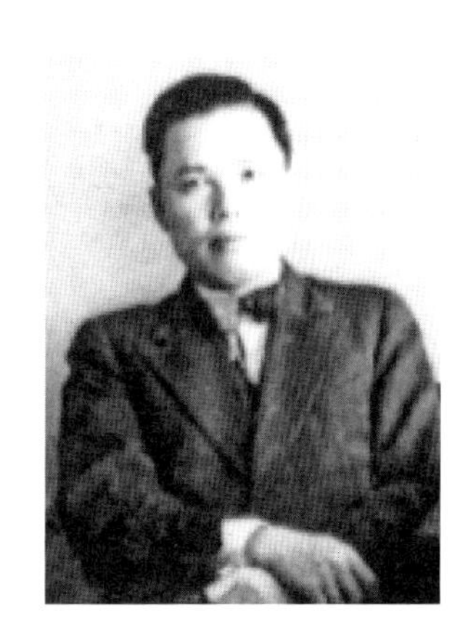

眼科主任郭秉宽教授

第三单元
辗转西南　浴火重振
（1937—1949）

导语

1937 年 8 月，日军进攻上海，吴淞校园被炸成一片废墟。为坚持办学，学校被迫六次迁校，辗转沪、浙、赣、粤、湘、桂、滇、黔、川 9 省，还曾取道越南，总行程 11 000 公里。在此艰难时刻，学校师生同舟共济，越挫越勇，坚持教书育人，直至抗战胜利后复员上海。1946 年 4 月，同济新学年在上海开学，迅速扩张为拥有医、工、理、法、文 5 个学院、16 个系的综合性大学。

一、吴淞之殇

1937 年 8 月 13 日，淞沪会战爆发，日军狂轰滥炸吴淞校园，学校大礼堂、工学院、电机馆、解剖室、生理馆、材料试验馆、实习工厂、教授住宅及学生宿舍等建筑均被炸毁。学校由吴淞撤至市区公共租界地丰路 121 号(今乌鲁木齐北路)。然而战事日益激烈，学校不得已选择离沪，首选迁徙地浙江金华。

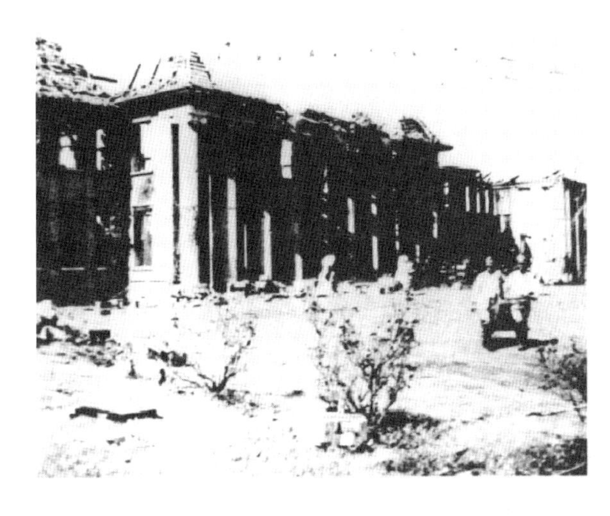

被炸毁的主楼

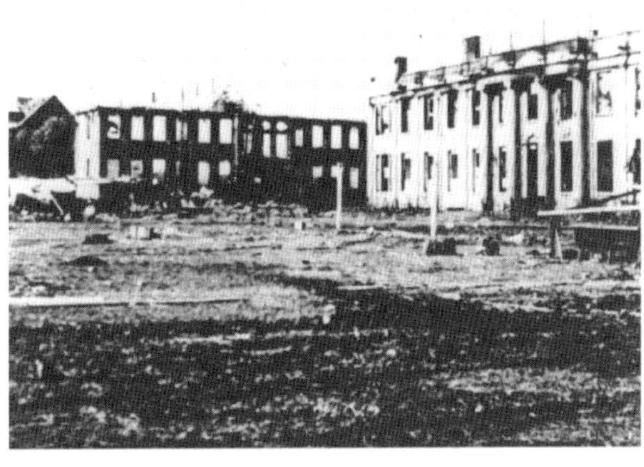

被炸毁的生理馆与女生宿舍

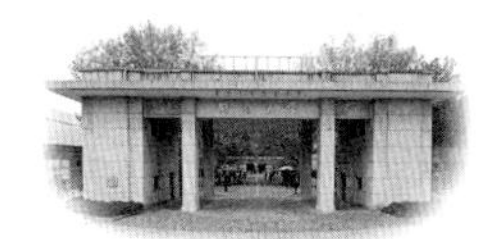

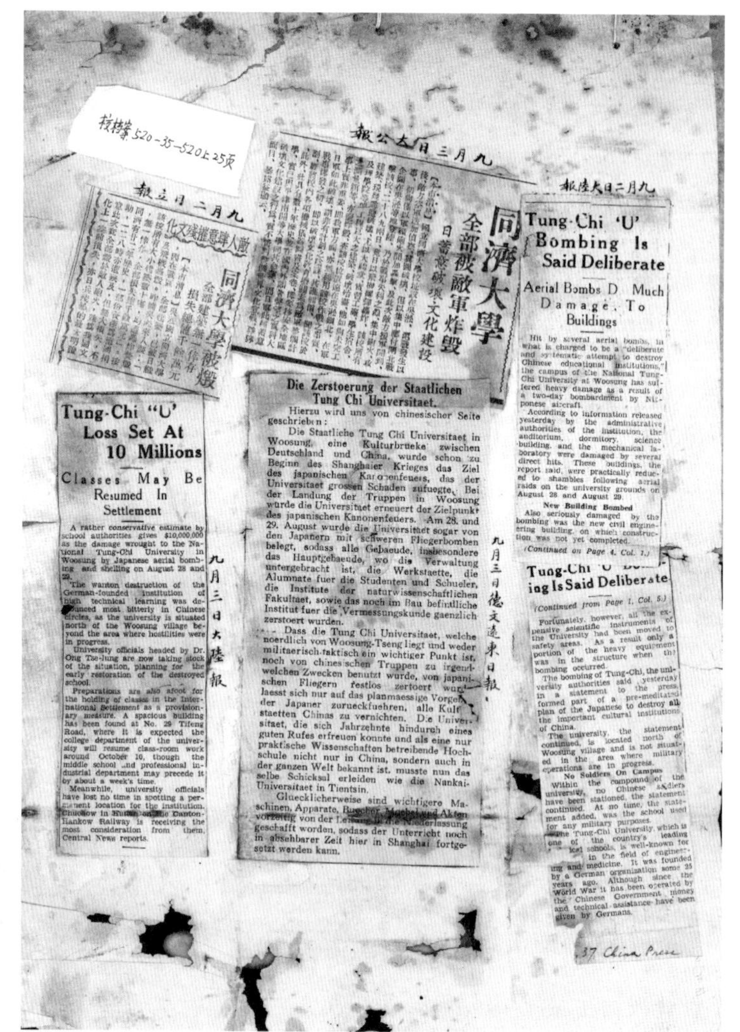

九月二日立報

敵人肆意摧殘文化

同濟大學被燬

全部建築無一倖存

損失總值千餘萬元

九月三日大公報

同濟大學

全部被敵軍炸毀

日蓄意破壞文化建設

九月二日大陸報

Tung-Chi 'U' Bombing Is Said Deliberate

Aerial Bombs D Much Damage To Buildings

Hit by several aerial bombs, in what is charged to be a "deliberate and systematic attempt to destroy Chinese educational institutions," the campus of the National Tung-Chi University at Woosung has suffered heavy damage as a result of a two-day bombardment by Nipponese aircraft.

According to information released yesterday by the administrative authorities of the institution, the auditorium, dormitory, science building, and the mechanical laboratory were damaged by several direct hits. These buildings, the report said, were practically reduced to shambles following aerial raids on the university grounds on August 28 and August 29.

New Building Bombed

Also seriously damaged by the bombing was the new civil engineering building, on which construction was not yet completed.

(Continued on Page 4, Col. 1.)

Tung-Chi 'U' Bombing Is Said Deliberate

(Continued from Page 1, Col. 5.)

Fortunately, however, all the expensive scientific instruments of the University had been moved to safety areas. As a result only a portion of the heavy equipment was in the structure when the bombing occurred.

The bombing of Tung-Chi, the university authorities said yesterday in a statement to the press, formed part of a pre-meditated plan of the Japanese to destroy all the important cultural institutions of China.

The university, the statement continued, is located north of Woosung village and is not situated in the area where military operations are in progress.

No Soldiers On Campus

Within the compound of the university, no Chinese soldiers have been stationed, the statement continued. At no time, the statement added, was the school used for any military purposes.

The Tung-Chi University, which is one of the country's leading ... schools, is well-known for ... in the field of engineering and medicine. It was founded by a German organization some 25 years ago. Although since the World War it has been operated by the Chinese Government, money and technical assistance have been given by Germans.

...37 China Press

九月三日大陸報

Tung-Chi "U" Loss Set At 10 Millions

Classes May Be Resumed In Settlement

A rather conservative estimate by school authorities gives $10,000,000 as the damage wrought to the National Tung-Chi University in Woosung by Japanese aerial bombing and shelling on August 28 and 29.

The wanton destruction of the German-founded institution of high technical learning was denounced most bitterly in Chinese circles, as the university is situated north of the Woosung village beyond the area where hostilities were in progress.

University officials headed by Dr. Ong Tse-lung are now taking stock of the situation, planning for the early restoration of the destroyed school.

Preparations are also afoot for the holding of classes in the International Settlement as a provisionary measure. A spacious building has been found at No. 29 Tifeng Road, where it is expected the college department of the university will resume class-room work around October 10, though the middle school and professional industrial department may precede it by about a week's time.

Meanwhile, university officials have lost no time in spotting a permanent location for the institution. Chuchow in Hunan on the Canton-Hankow Railway is receiving the most consideration from them, Central News reports.

九月三日德文遠東日報

Die Zerstoerung der Staatlichen Tung Chi Universitaet.

Hierzu wird uns von chinesischer Seite geschrieben:

Die Staatliche Tung Chi Universitaet in Woosung, eine Kulturbruecke zwischen Deutschland und China, wurde schon zu Beginn des Shanghaier Krieges das Ziel des japanischen Kanonenfeuers, das der Universitaet grossen Schaden zufuegte. Bei der Landung der Truppen in Woosung wurde die Universitaet erneuert der Zielpunkt des japanischen Kanonenfeuers. Am 28. und 29. August wurde die Universitaet sogar von den Japanern mit schweren Fliegerbomben belegt, sodass alle Gebaeude, insbesondere das Hauptgebaeude, wo die Verwaltung untergebracht ist, die Werkstaette, die Alumnate fuer die Studenten und Schueler, die Institute der naturwissenschaftlichen Fakultaet, sowie das noch im Bau befindliche Institut fuer die Vermessungskunde gaenzlich zerstoert wurden.

Dass die Tung Chi Universitaet, welche noerdlich von Woosung-Tseng liegt und weder militaerisch-taktisch ein wichtiger Punkt ist, noch von chinesischen Truppen zu irgendwelchen Zwecken benutzt wurde, von japanischen Fliegern restlos zerstoert wurde, laesst sich nur auf das planmaessige Vorgehen der Japaner zurueckfuehren, alle Kulturstaetten Chinas zu vernichten. Die Universitaet, die sich Jahrzehnte hindurch eines guten Rufes erfreuen konnte und als eine nur praktische Wissenschaften betreibende Hochschule nicht nur in China, sondern auch in der ganzen Welt bekannt ist, musste nun dasselbe Schicksal erleiden wie die Nankai-Universitaet in Tientsin.

Gluecklicherweise sind wichtigere Maschinen, Apparate, Buecher, Moebel und Akten vorzeitig von der Leitung in die Niederlassung geschafft worden, sodass der Unterricht noch in absehbarer Zeit hier in Shanghai fortgesetzt werden kann.

刊载同济大学被炸毁消息的中外简报

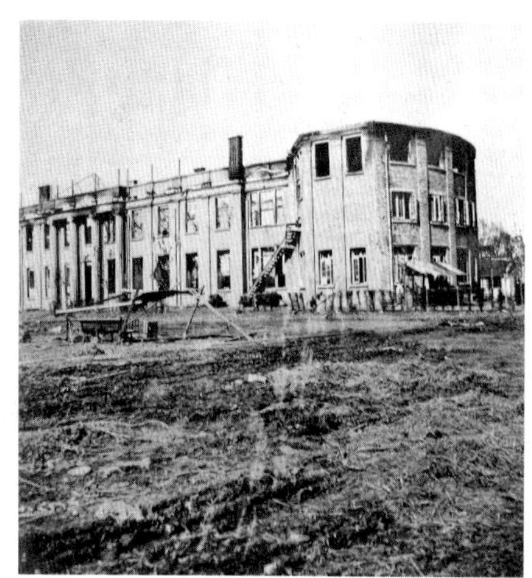

被轰炸后的解剖馆

二、千里辗转

随着日寇战火的一步步延烧,1937 年 11 月,学校撤离金华,继续西迁。

金华(1937.09—1937.11)

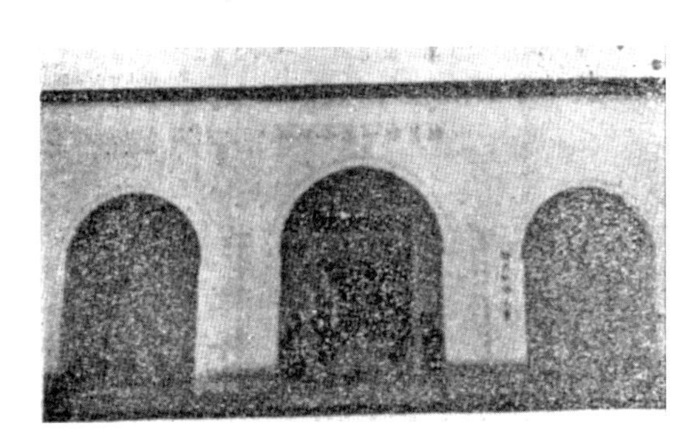

金华时期校门

赣州和吉安(1937.11—1938.7)

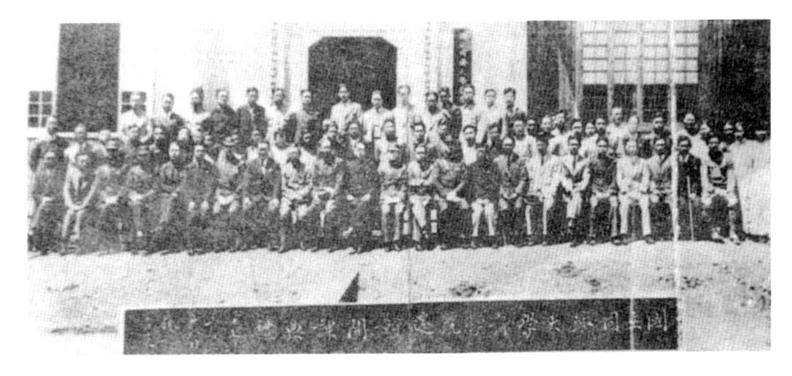

医学院迁赣开课典礼

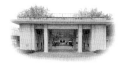

八步镇(1938.7—1938.12)

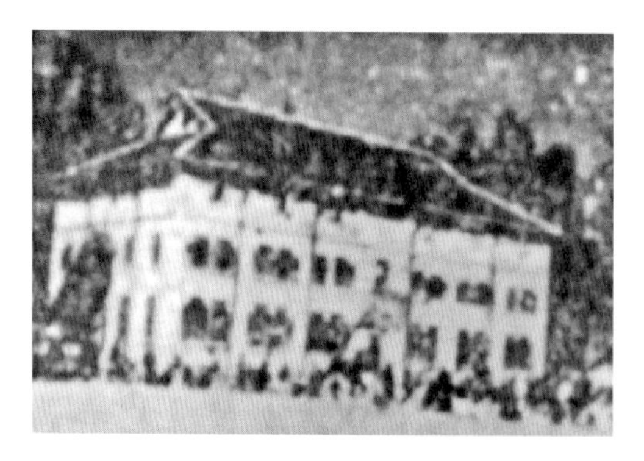

八步校舍

昆明(1938.12—1941.2)

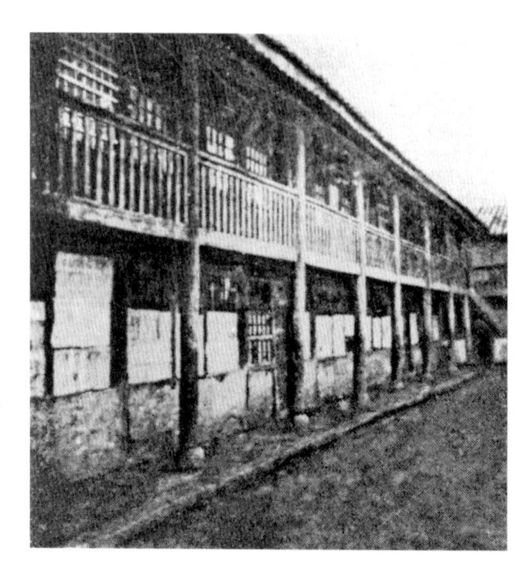

昆明时期校舍

三、落户李庄

1939 年,经校友钱子宁联系,四川南溪(今属宜宾市)李庄镇开明绅士罗南陔发电相邀:“同大迁川,李庄欢迎,一切需要,地方供给。”学校即于 1941 年春迁至李庄。同期迁往的还有金陵大学、中央研究院、中央博物院等十多家高等学府和科研院所。李庄成为抗战时期大后方的文化中心之一。

同大遷川
李莊歡迎
一切需要
地方供給
羅南陔
四川南溪李莊植蘭書屋
民國二十八年八月

罗南陔致同济十六字电文

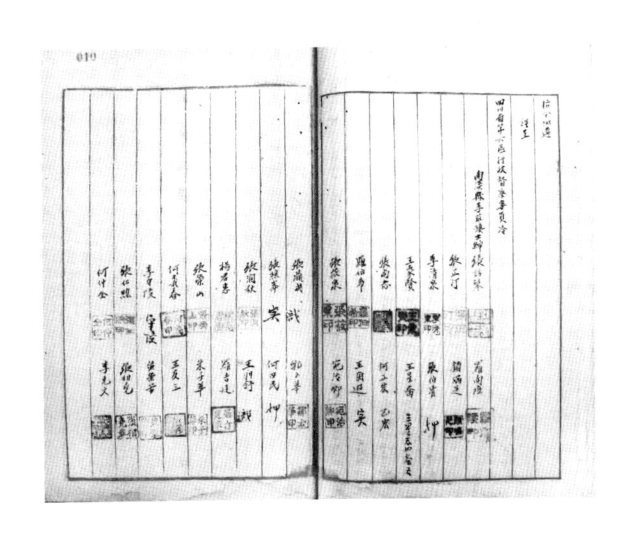

李庄 32 乡绅致信冷寅东愿意接纳同济

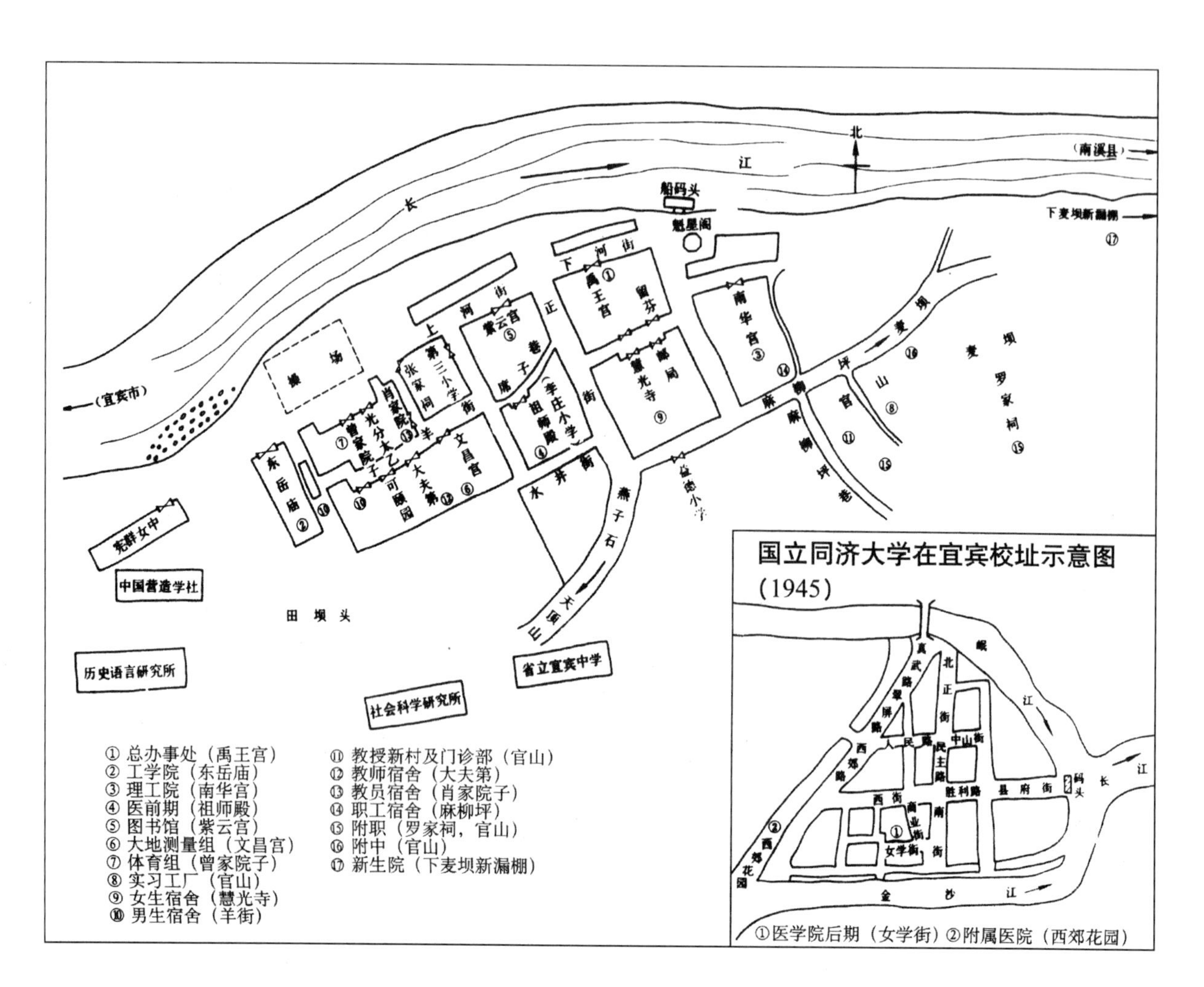

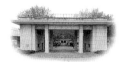

国立同济大学在四川李庄镇校址示意图(1945)

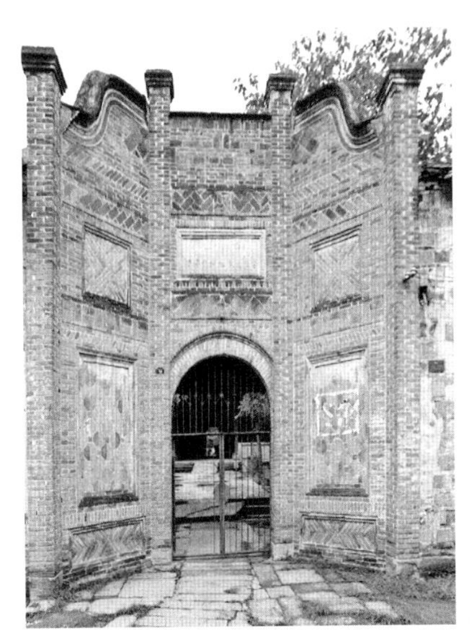

医前期教室(李庄祖师殿)

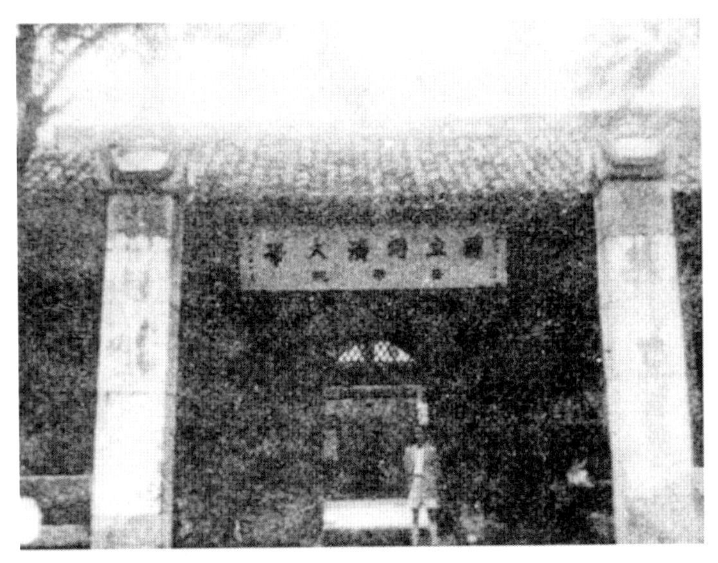

迁至宜宾的医后期教室及临时医院

四、成果迭现

在相对平静的李庄,同济师资、生源、设施和实习条件得到一定保障,办学规模不减反增。师生们潜心问学,取得了一系列成果。

1941年,生物学家童第周受聘为生物系教授。他自费买下一台德国造的旧显微镜,在李庄开展胚胎学研究,并取得了领先世界的生物胚胎研究成果,被誉为中国的“克隆之父”。

川南一带流行着一种当地人称为“麻脚瘟”的痹病。医学院教授唐哲、杜公振和助教邓瑞麟通过研究,查出致病原因,挽救了成千上万个病人。该成果获1943年教育部学术奖励一等奖。

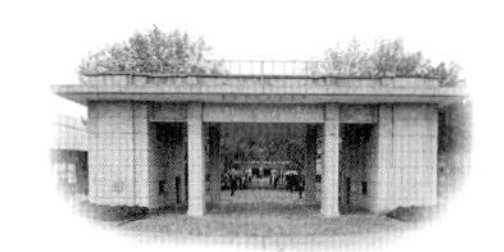

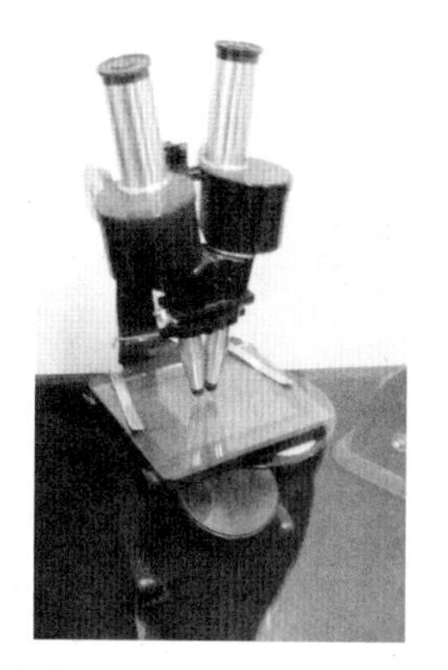

童第周教授购买的显微镜

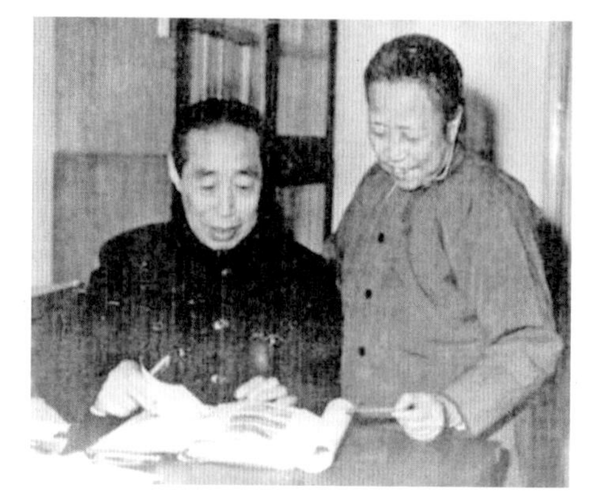

童第周、叶毓芬夫妇被称为中国生物学界的“居里夫妇”

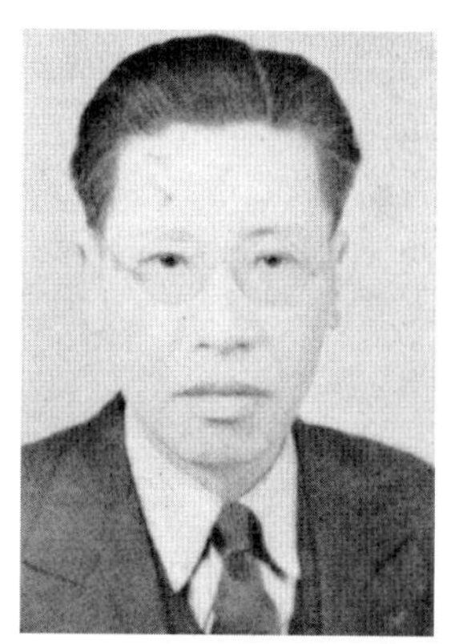

唐　哲

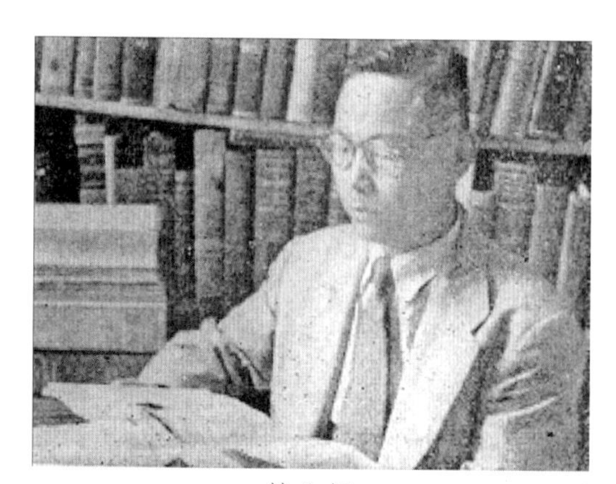

杜公振

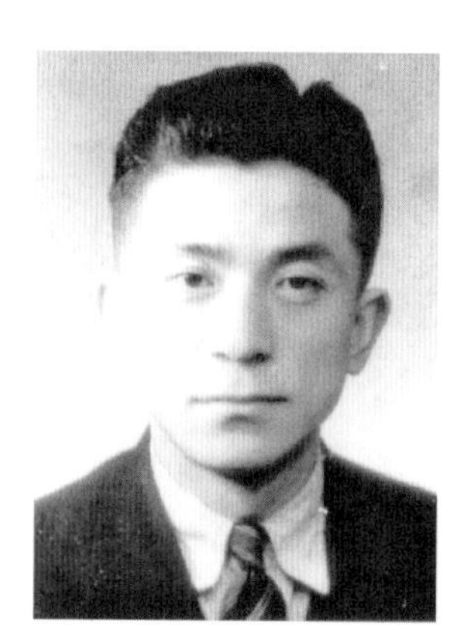

邓瑞麟

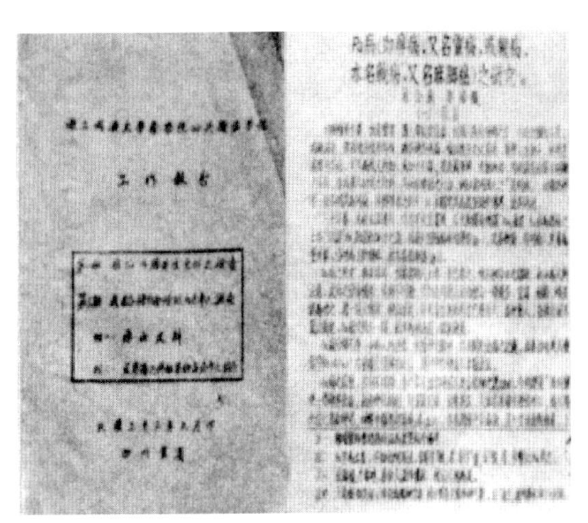

痹症研究论文，获 1943 年教育部学术奖励一等奖

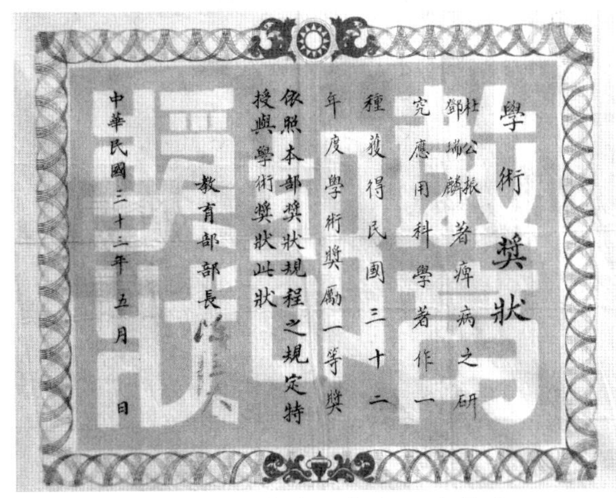

學術獎狀

杜公振 鄧瑞麟 著痺病之研究 應用科學著作一種 獲得民國三十二年度學術獎勵一等獎 依照本部獎狀規程之規定特授與學術獎狀此狀

教育部部長

中華民國三十三年五月　日

杜公振、邓瑞麟所获全国科学类发明一等奖奖状

五、复员上海

1946 年 4 月，同济复员上海，浴火重振。医学院很快成立了解剖、生理、化学、病理 4 个研究馆，并且第一次拥有了自己的附属医院——中美医院；同时将市立第二传染病医院，市立第二、第六医院，公济医院签约为学生实习场所。深受读者欢迎的《大众医学》也于 1948 年创办。“北有协和、南有同济”之美誉一时风靡。

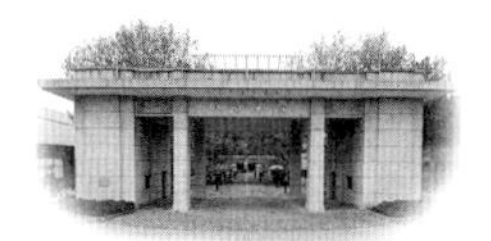

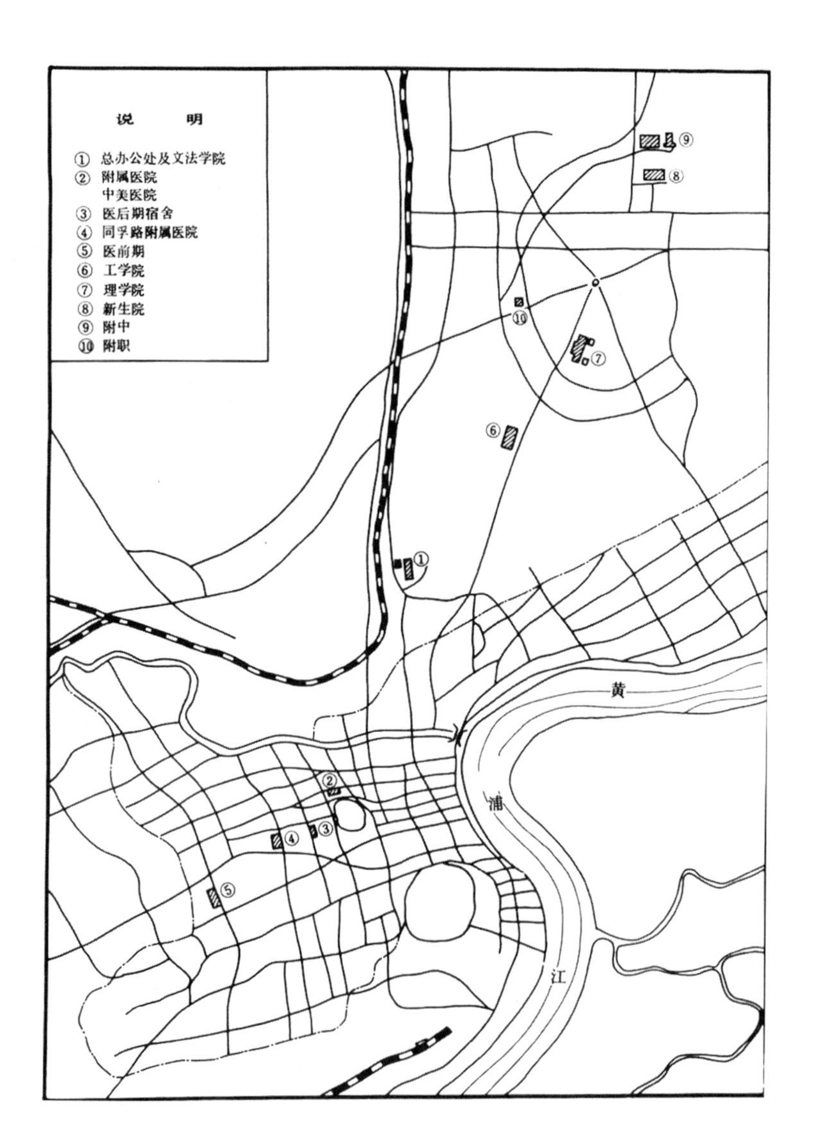

同济大学复员后校址分布图(1949)

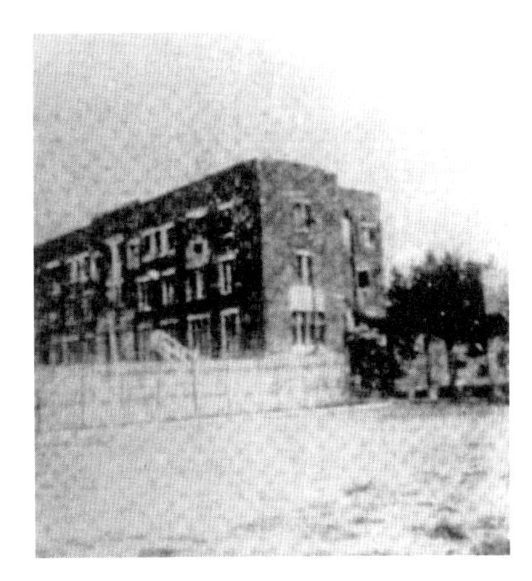

医后期宿舍(凤阳路,今常熟路)

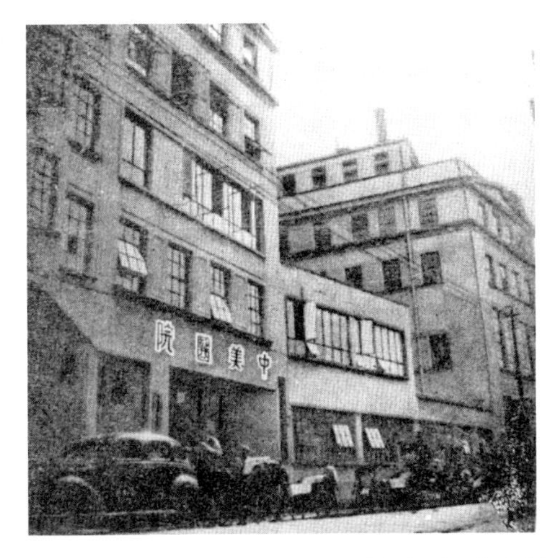

中美医院,前身是宝隆医院,抗战胜利后被国民党军统局中美合作所接收并改名,先后担任医院院长的是沈衔书、梁之彦、林竟成

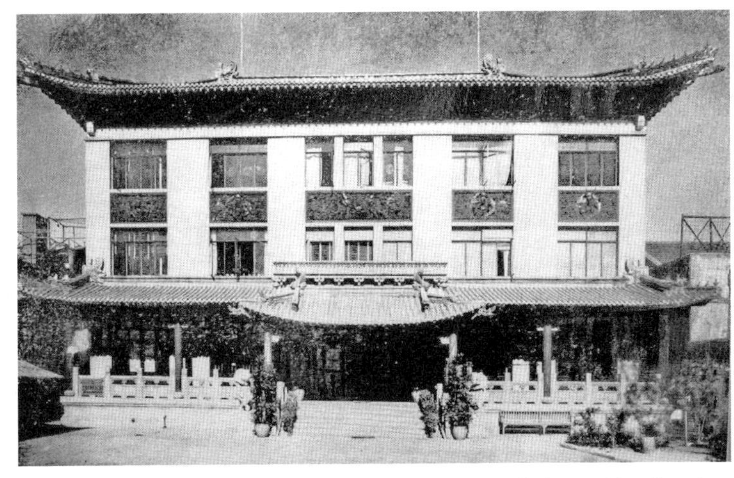

中美医院分院,原德国医学院附属医院,位于同孚路82号(现石门一路)

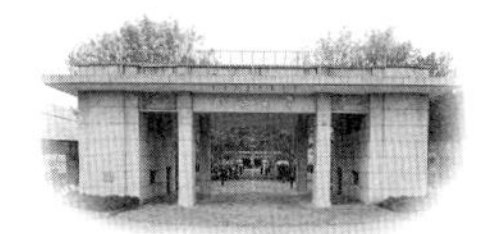

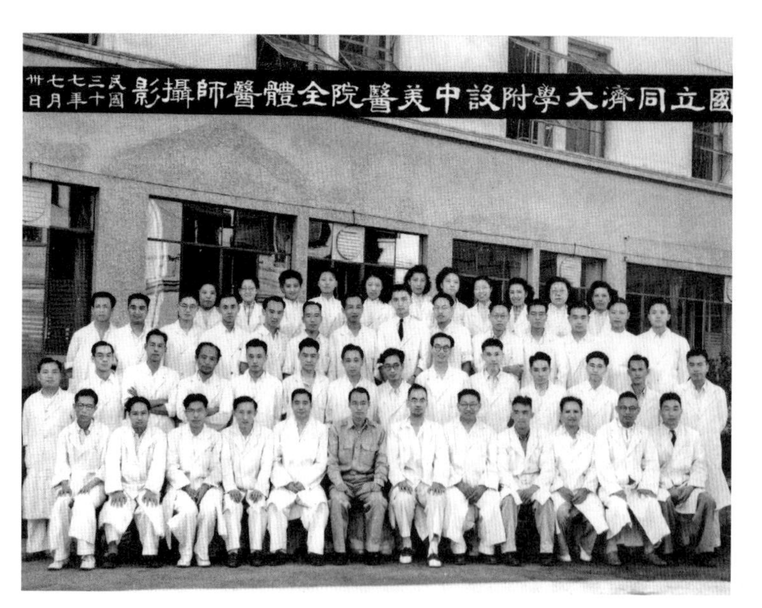

國立同濟大學附設中美醫院全體醫師攝影
民國三十七年七月卅日

中美医院全体医师合影

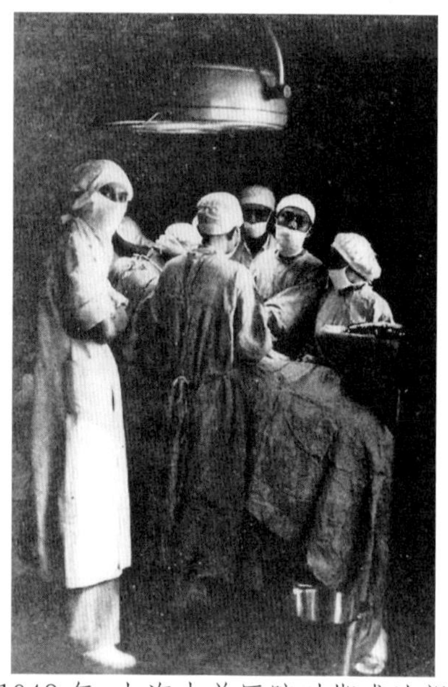

1948 年，上海中美医院时期裘法祖教授做手术时的情形

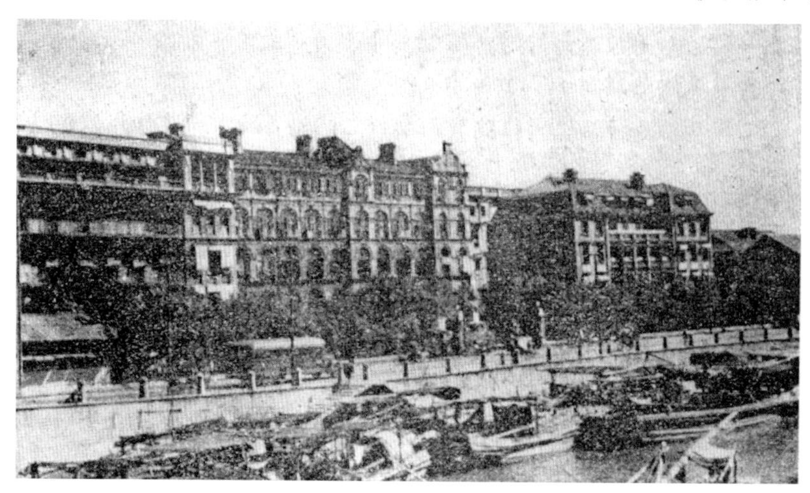

公济医院全景

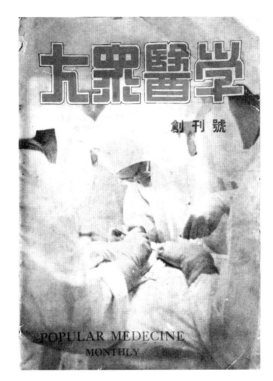

1948年出版的《大众医学》创刊号，主编：谢毓晋，常务编辑：金问淇、过晋源、裘法祖、陈任

第四单元
服务国家　奉命内迁
（1949—1951）

导语

1949 年 5 月，上海解放，广大师生以极大的政治热情投身于新中国建设。至 1951 年，同济在全国性院系大调整中从综合性大学收缩为以土木建筑为主的单科性大学，医学院服从国家需要，整体迁往武汉，经多年努力，现已成长为中南地区最负盛名的医学与医疗机构之一。

一、济世输诚

1949 年 5 月 27 日，上海解放。6 月 25 日，上海市军管会接管同济。1950 年 1 月，上海组织 1 000 余人防治大队应对正在流行的血吸虫病，同济大学邵丙杨医师任大队长；由医学院 220 余名师生组成的第二中队奔赴太仓，协助解放军第九兵团某师防治血吸虫病。1951 年，以同济师生组建的上海第一批志愿医疗手术队，奔赴“抗美援朝”前线。

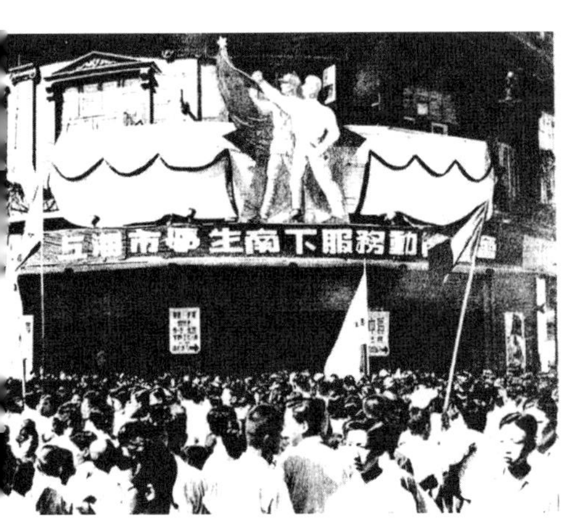

华东随军南下服务团动员大会

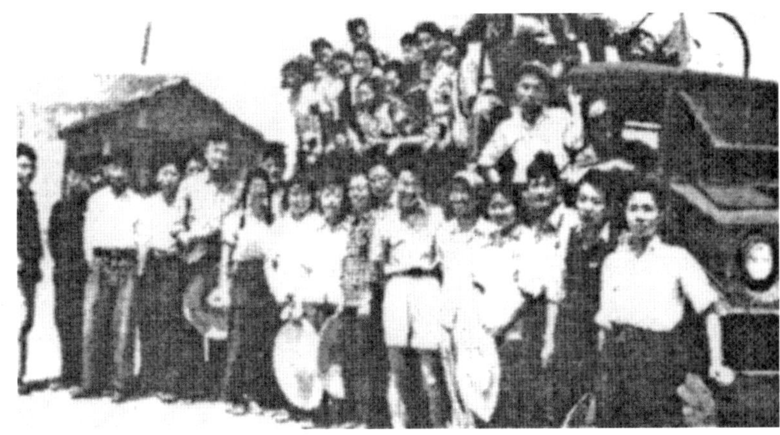

医学院师生治疗血吸虫病

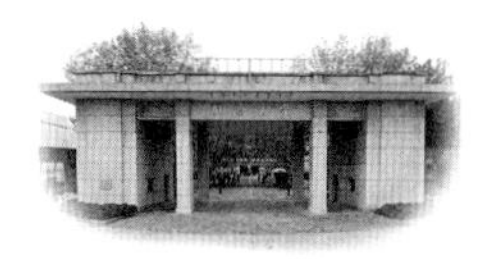

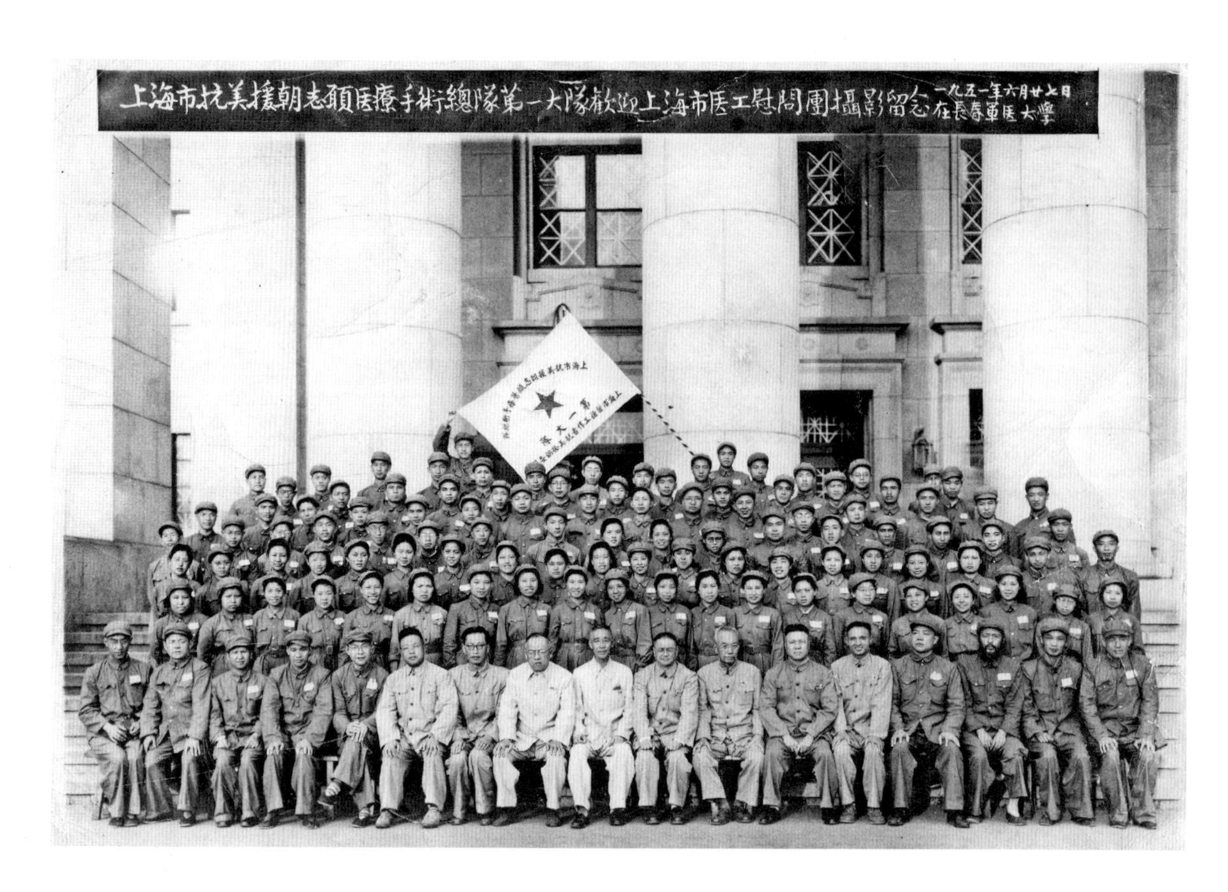

同济 113 人组成上海第一批志愿医疗手术队，奔赴“抗美援朝”前线

二、奉调内迁

1950年4月，为支援湘鄂粤桂豫赣六省(中原区)医疗卫生事业，华东教育部宣布中央命令：同济大学医学院迁往武汉。1951年9月20日，中央教育部批复："同济大学医学院迁往汉口与武汉大学医学院合并成立中南同济医学院。"至1955年，同济大学医学院和附属同济医院整体迁往武汉，上海同济的医科教育历史至此中断，暂付阙如。

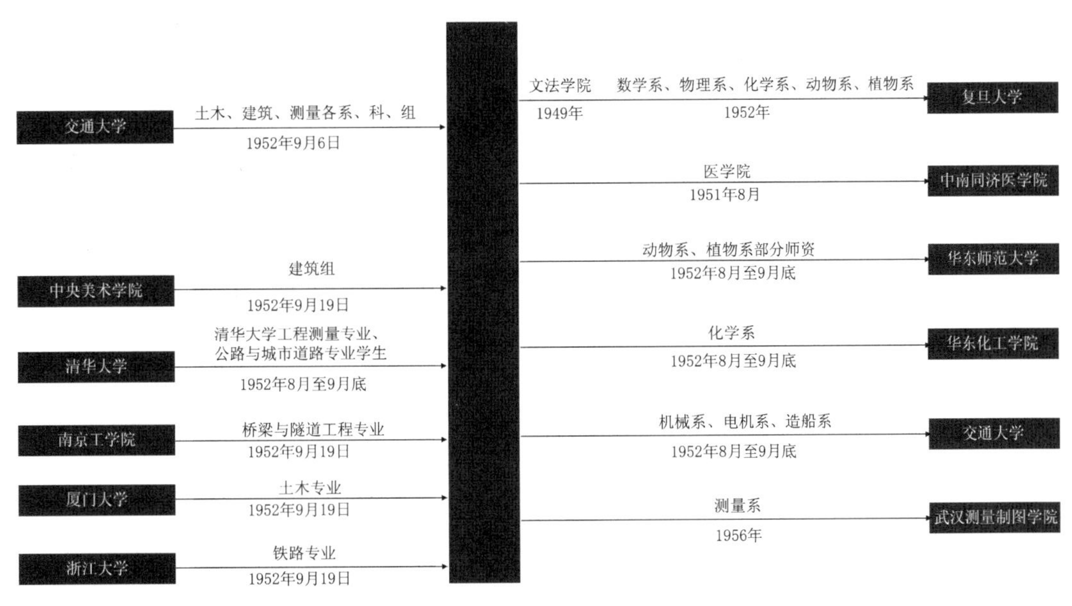

院系调整示意图

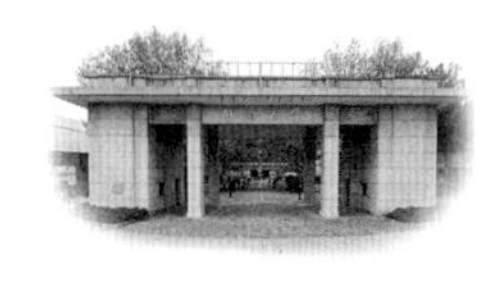

三、名师名医

新政初诞,共襄伟业。同济医学院众多名医名师秉持初衷,以极大的政治热情投身于新中国的建设,在各自擅长的领域授业解惑、悬壶济世,之后又在全国院系调整中服从安排,迁往武汉。

1. 国家一级教授(按出生年月排序)

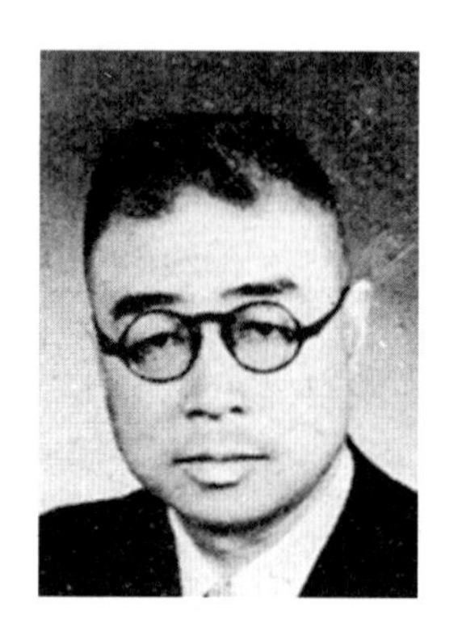

金问淇(1899—1968)

浙江平湖人,汉族,中共党员。妇产科学家。1925 年获德国弗莱堡大学医学院医学博士学位。在治疗功能性中宫出血和不孕症等方面处于国际领先地位。曾出席全国先进生产者大会和全国文教群英会。

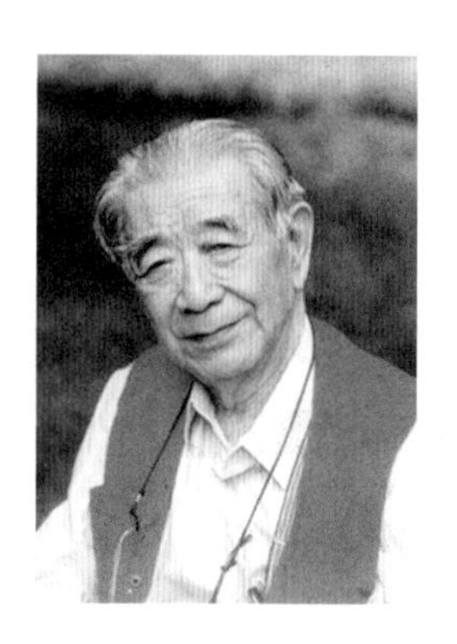

于光元(1899—1991)

汉族,山东烟台人。皮肤病学家,我国皮肤科学主要创始人之一。1923 年赴美国爱丁堡大学医学院留学。对“日光性皮炎”一病的命名与研究受到国内外皮肤科学界专家的高度评价和重视。

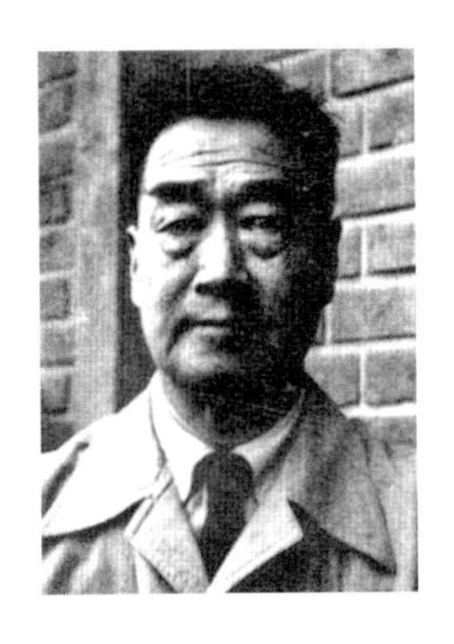

李赋京(1900—1988)

陕西蒲城人,中共党员。解剖学家,钉螺专家。1928 年毕业于德国哥廷根大学,获医学博士学位。长期担任人体解剖学、组织胚胎学教授,潜心于日本血吸虫中间宿主钉螺的研究。1936 年发现钉螺新种,经鉴定命名为“李式钉螺”。

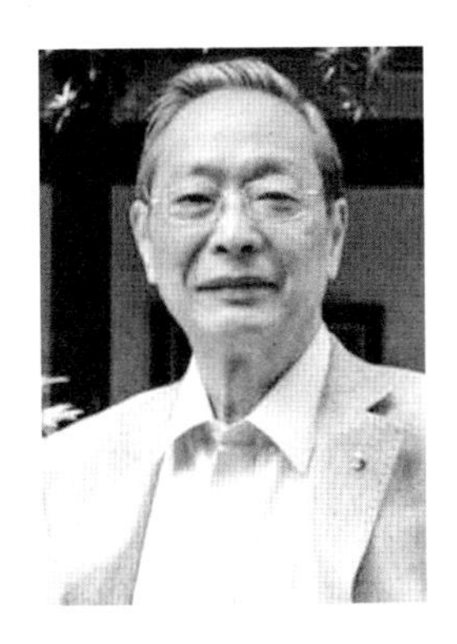

梁之彦(1900—1986)

河南孟津人。生物化学家。1927 年赴德国留学,1929 年获博士学位。历任上海同济大学医学院院长、生化学馆主任、教授和同济大学校务委员会委员等职。

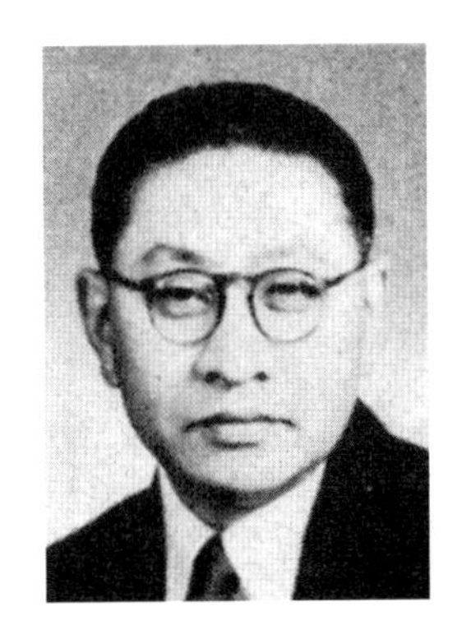

李宝实(1900—1987)

辽宁梨树(今属吉林省)人,中共党员。耳鼻咽喉科学家、医学教育家。1929 年赴英国爱丁堡皇家学院任研究员。1947 年任上海同济大学医学院教授兼附属医院耳鼻咽喉科主任。

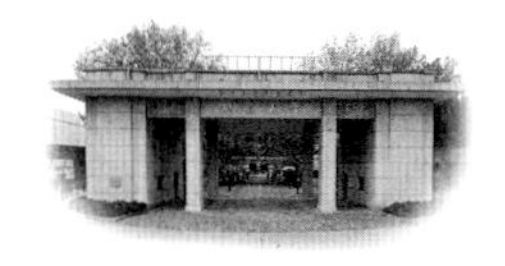

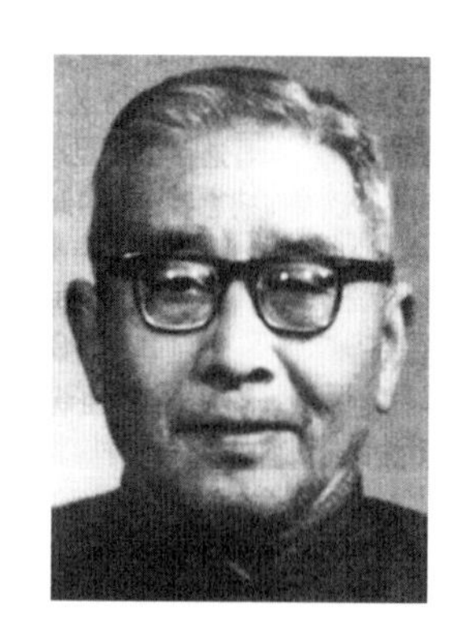

姚永政(1901—1985)

浙江绍兴人,寄生虫学家。我国人体寄生虫学奠基人之一。1927—1932 年先后赴美国和英国深造和工作。1930 年代末,在国内首次发现蛋形疟原虫及含有天然感染性无膜鞭毛型杜氏利什曼原虫的中华白蛉,并证实后者为黑热病的传播媒介。1938 年,在广西发现日本血吸虫的中间宿主钉螺新种,被命名为“姚氏钉螺”。20 世纪 40 年代初证实了我国西南山区流行的“瘴气”病为恶性疟疾。著有《实用医学昆虫学》《人体寄生虫学教范》《人体寄生虫学实用图谱》等。

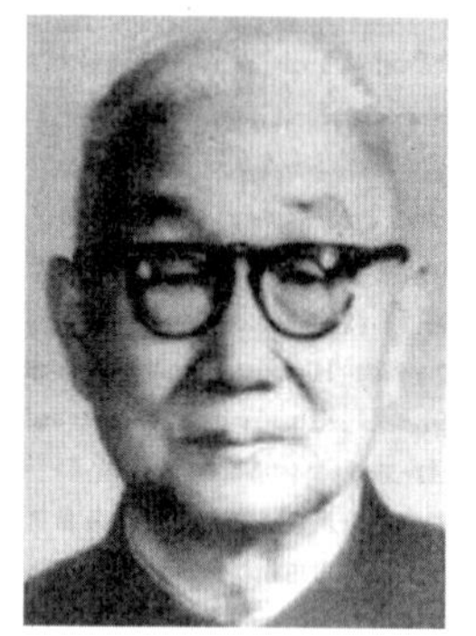

杨述祖(1903—1983)

陕西华县人,中共党员。病理学家。1935 年获日本帝国大学医学博士学位,历时 8 年主持编写了我国第一部大型病理学参考书《外科病理学》,为我国病理诊断学的发展做出重要贡献。

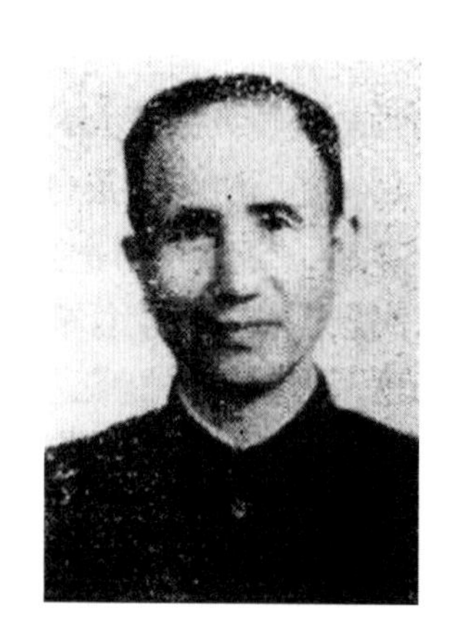

陶桓乐(1907—1994)

湖南岳阳人,中共党员。心血管疾病专家。1935 年毕业于同济大学医学院。曾任同济医学院教授和肺科、内科主任。

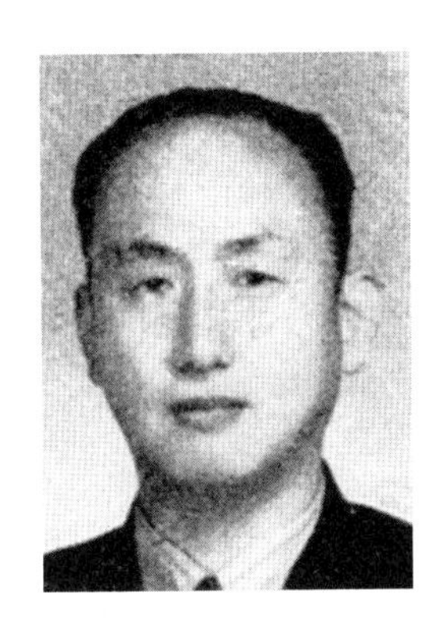

2. 国家二级教授(按出生年月排序)

章元瑾(1902—1983)

安徽来安人,外科学家。1931 年毕业于上海同济大学医学院,赴德国汉堡大学医学院学习获医学博士学位。1937 年“七七”事变后,受同济大学选派到第五重伤医院参加医疗救护工作。曾参加抗美援朝医疗队。

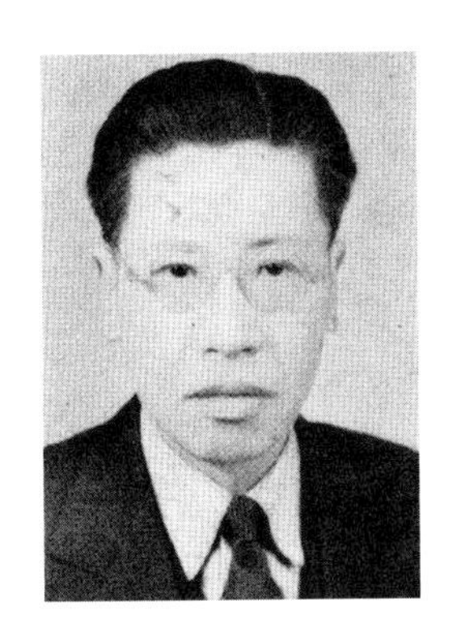

唐哲(1905—1993)

四川广安人,民盟盟员。1930 年毕业于同济大学医学院,曾任同济大学校务委员会常委兼医学院院长。

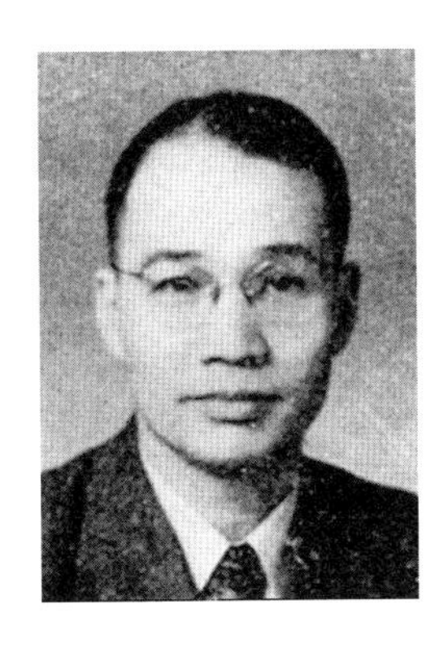

林竟成(1907—1987)

福建福州人,民盟盟员。社会医学和卫生管理学家。1933 年毕业于上海同济大学医学院。1947 年赴美国进修公共卫生和医院管理,回国后曾任上海国防医学院副院长、中美医院院长、同济大学医学院公共卫生学馆主任等职。

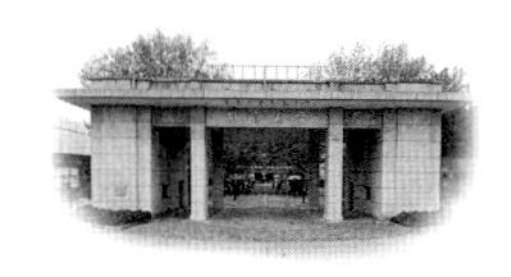

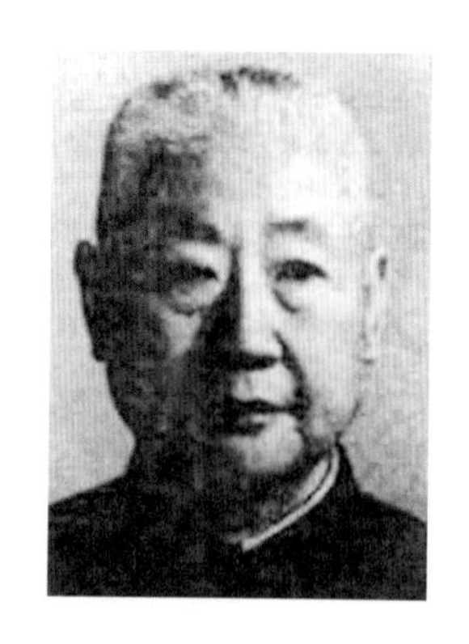

吕富华(1907—2000)

山东龙口人,中共党员,民盟盟员,药理学家。1932 年毕业于上海同济大学医学院,1936 年获德国弗莱堡大学医学博士学位。首次证明烟草焦油的致癌性。

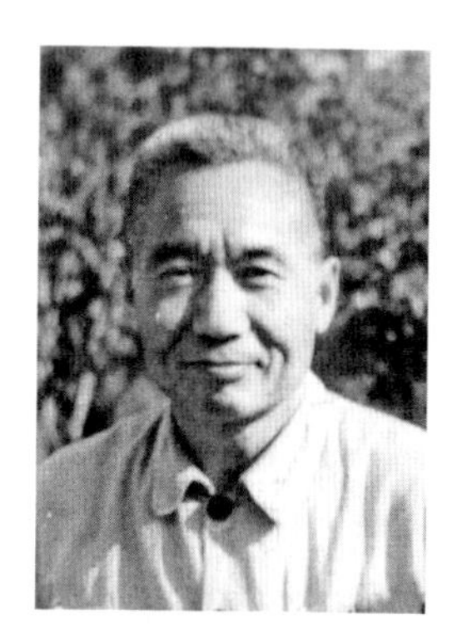

陈任(1907—1993)

浙江奉化人,民盟盟员,眼科学家。1932 年毕业于德国吉森大学医学院,获医学博士学位。曾任同济大学医学院教授、眼科主任。

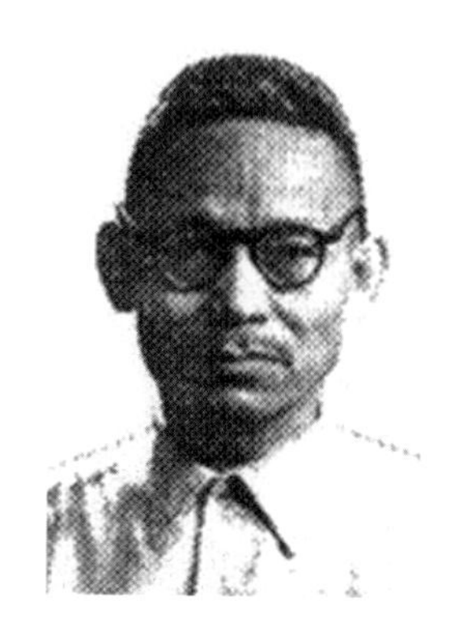

杜公振(1908—1986)

山东高密人,民盟盟员,微生物学家。1933 年毕业于上海同济大学医学院,1937 年获杜宾根大学医学院医学博士学位。1942 年发现并证实四川痹病的病因是钡盐中毒。

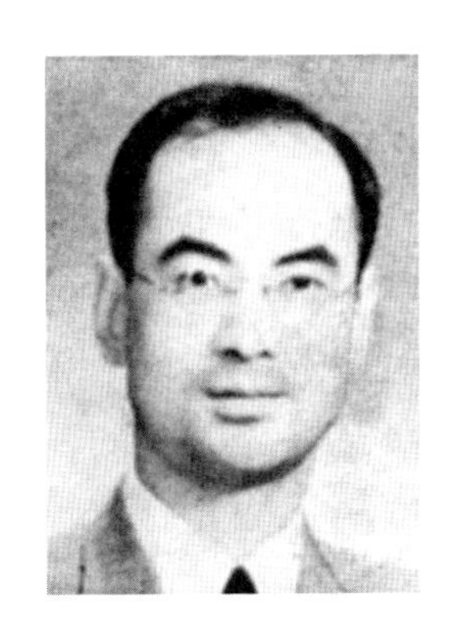

宋名通(1914—1983)

江西奉新人,民盟盟员。小儿肝肾病专家。1937 年毕业于上海同济大学医学院,1940 年获德国汉堡大学医学博士学位。曾任上海铁路医院院长,中美医院、同济医院儿科主任。

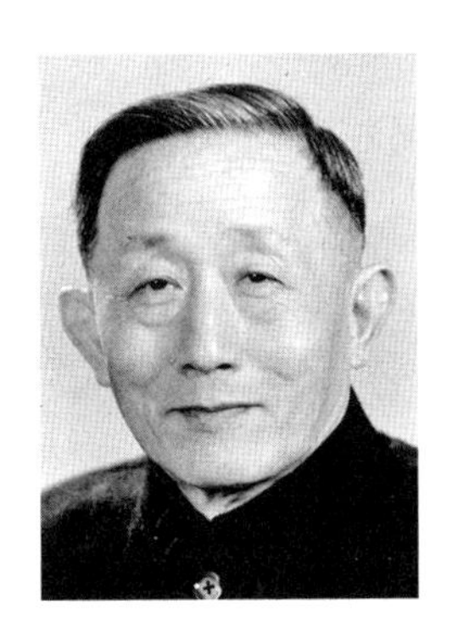

过晋源(1914—1991)

江苏无锡人,中共党员,民盟盟员。内科学消化系专家。1932 年考入上海同济大学医学院,1939 年获德国慕尼黑大学医学博士学位。曾任同济大学医学院内科主任。《大众医学》创办人之一,后改任杂志总编辑 10 余年。

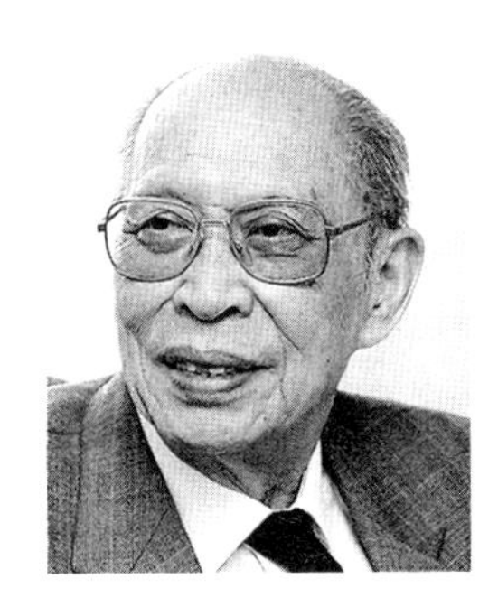

裘法祖(1914—2008)

浙江杭州人,中共党员。中国科学院院士,外科学家。1936 年上海同济大学医学院前期结业。1939 年获慕尼黑大学医学院医学博士学位。他是推动我国腹部外科及普通外科发展的主要开拓者之一,是我国器官移植外科的主要创始人,《大众医学》创办人之一。

第五单元
艰苦创业　铁医春秋
（1953—2000）

导语

与同济大学医学院内迁中南几乎同步，1953 年 6 月，一所名为上海铁路卫生学校的中等专业技术学校在上海成立。5 年之后，上海铁道医学院在这所卫校的基础上建立。2000 年，上海铁道医学院在经历了 42 年波澜曲折之后，归并同济大学，变身为新的同济大学医学院。开阖之际，为百年同济曾经中断的医学教育接脉续谱，揭开新的一页。

一、历史沿革

（一）卫校前身（1953—1958）

1953 年 6 月 9 日，上海铁路管理局上海铁路卫生学校筹委会成立。同年 9 月 21 日在张华浜军工北路临时校址开学。录取医士、护士两个专业新生 373 名，另由广州铁路卫生学校转入医士专业二年级学生 77 名。

1954 年，校名改为铁道部上海卫生学校。

1955 年 1 月，学校迁入共和新路 1238 号校址。

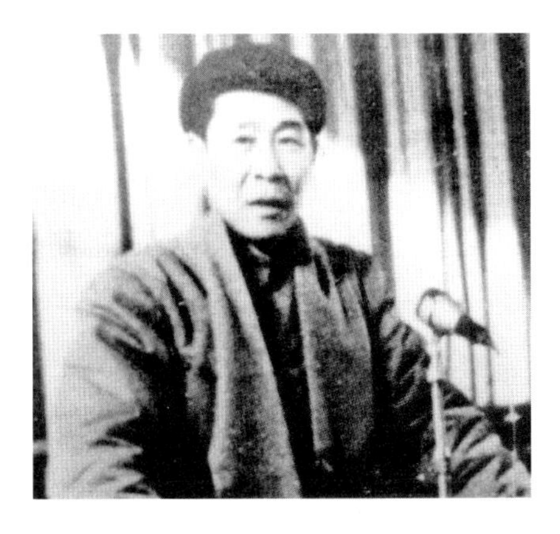

上海铁路管理局卫生处长杨培森，先后担任卫校筹委会主任和第一任校长

（二）铁医初创（1958—1971）

1. 1958 年 4 月，在全国兴起大跃进运动的历史背景下，中共中央、国务院下放教育管理权，号召全党全民办学。经铁道部批准，上海铁路管理局在上海卫校的基础上创办上海铁道医学院。1958 年 9 月 15 日，上海铁道医学院正式开学，首届招收临床医学专业五年制本科生 448 名。

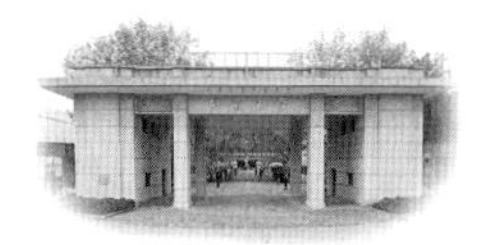

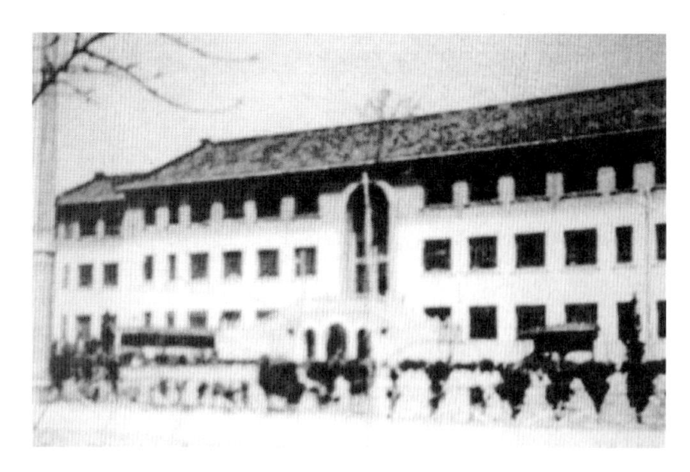

建院初仅有的一幢教学、实验、办公综合楼

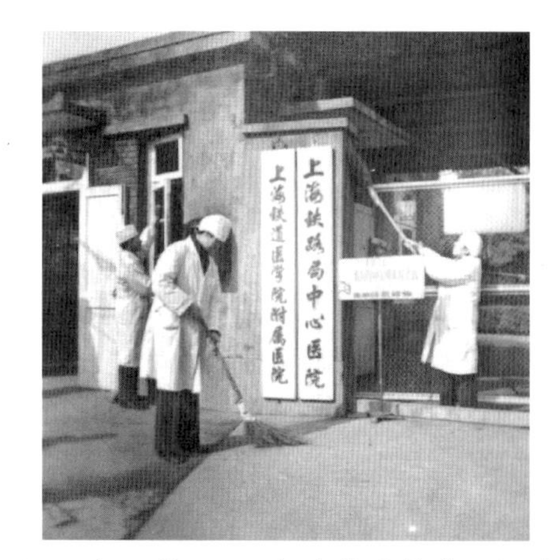

1959 年 9 月 3 日，上海铁路局中心医院划归上海铁道医学院为附属医院

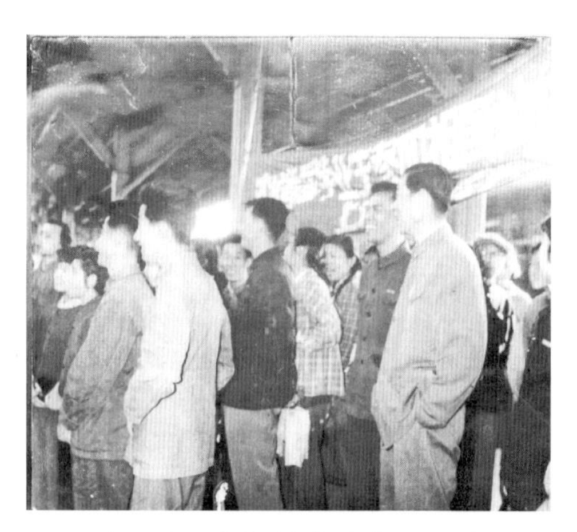

1964 年 9 月，院领导欢送第一届毕业生

2. 1960 年始，我国面临三年严重经济困难时期，学校自力更生，扩建校舍。自 1958 年 9 月至 1963 年 10 月的 5 年中，全体教师员工共计投入 132 329个劳动日，平均每人每年 36.13 天。学生宿舍楼、多功能大礼堂兼食堂、附属医院教学楼等主要由师生员工自己动手建成。

1965 年 12 月 29 日，北京铁道医学院撤销。北京铁道医学院 25 名干部、教师率领 64、65 两个年级的 186 名学生，并携带部分教学设备，于 1966 年 2 月 25 日，并入上海铁道医学院。

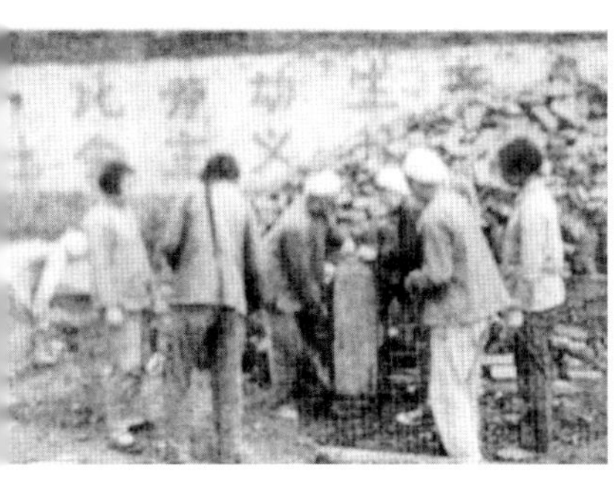

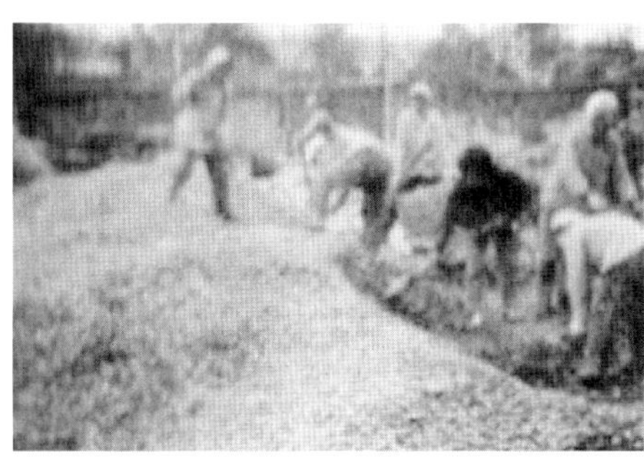

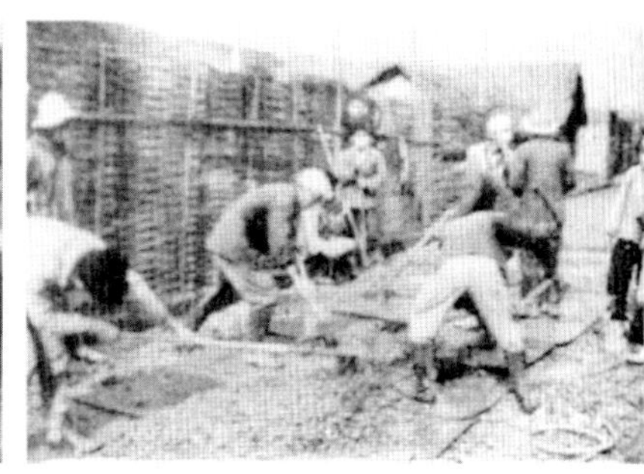

劳动建校：60 年参加建校劳动的学生曾写诗描述劳动情景："块块砖儿亲手砌，滴滴汗水拌沙泥，一块砖，一勺泥，砖砖泥泥拌心意，今日播下劳动种，明日高楼平地起。"

（三）西迁宁夏（1971—1980）

1971 年 8 月，中共中央以中发（1971）44 号文件转发《关于高等院校调整方案》，指令上海铁道医学院搬迁宁夏，与宁夏大学医疗系合并，组建宁夏医学院。

1972 年 2 月，先遣人员奔赴银川，安排拆迁工作；11 月 27 日，首批赴宁教职工 26 人到达银川。直至 1975 年春，搬迁结束，上海铁道医学院不复存在。

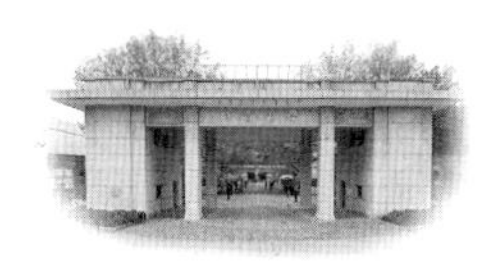

上海铁道医学院整体搬迁宁夏后，为宁夏医学院的学科建设与发展、党政管理、后勤保障等，提供了基本框架，注入了较为扎实、可持续的上升动力，为提高宁夏医学院的教学、科研、医疗水平和整体实力以及社会知名度、影响力，作出了显著贡献。

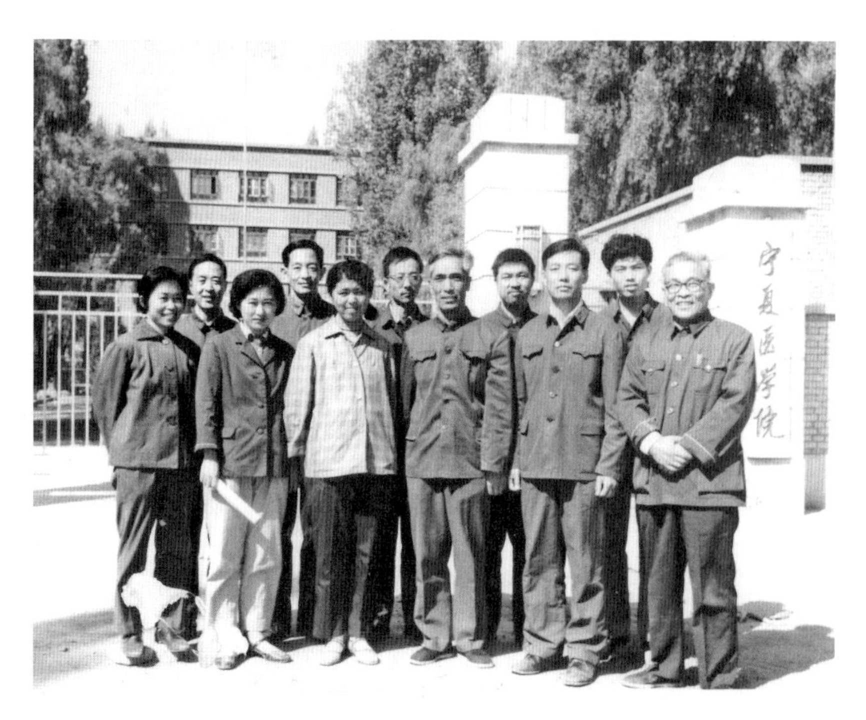

宁夏医学院校址

迁宁人员名单

1972—1980年上海铁道医学院赴宁医教职工名单

1	曹承华	22	黄福中	43	罗润胜	64	徐　龙
2	曹佑安	23	姬忠奎	44	罗善圣	65	徐荣海
3	陈邦枢	24	姜殿甫	45	马正行	66	许坤兴
4	陈德利	25	李春华	46	潘鳌川	67	薛风岐
5	陈桂林	26	李福祥	47	强龙才	68	严慕程
6	陈剑飞	27	李名瑜	48	邵培成	69	杨虎川
7	陈秀春	28	李少英	49	沈　刚	70	于克明
8	陈志铭	29	李　素	50	沈　谧	71	余　彬
9	邓永高	30	李耀曾	51	盛履玄	72	余伟钧
10	范增芬	31	李义清	52	施梦娟	73	袁太之
11	冯嘉福	32	李宗泉	53	宋玉环	74	詹闲学
12	冯兆鼐	33	梁大用	54	孙建中	75	张承祖
13	贡　坚	34	林周璋	55	唐国治	76	张启泉
14	顾伯诚	35	凌林法	56	田洪元	77	张清云
15	顾福祥	36	刘长法	57	汪炳华	78	张银福
16	顾振声	37	刘静良	58	汪林芳	79	赵　恩
17	郭大定	38	刘现桐	59	王晋芳	80	赵培翼
18	郭　莉	39	刘振荣	60	王庆坤	81	周湘云
19	侯锡祥	40	楼瑞祥	61	王兆元	82	周振菁
20	侯仲球	41	卢玉韻	62	吴培德	83	朱五荣
21	胡雪琴	42	吕安明	63	吴信法	84	祝寿嵩

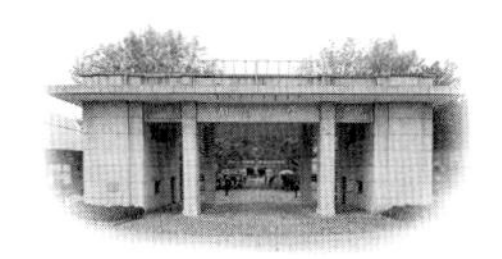

（四）返沪复校（1980—1995）

党的“十一届三中”全会召开后，1979 年 3 月，中共中央批准撤销中发(1971)44 号文件中关于高等院校调整的部分内容。1980 年 7 月 1 日，经国务院批准，上海铁道医学院在原址恢复；上海铁路卫生学校划归上海铁道医学院，改为中专部(后改为附属卫生学校)；上海铁路中心医院作为附属医院，由上海铁路局和上海铁道医学院双重领导。经过长达 10 年的艰苦努力，至 1991 年 11 月 28 日，新建成的附属甘泉医院正式开诊，标志着上海铁道医学院走完了艰难的复校历程，开始了一个新的发展阶段。

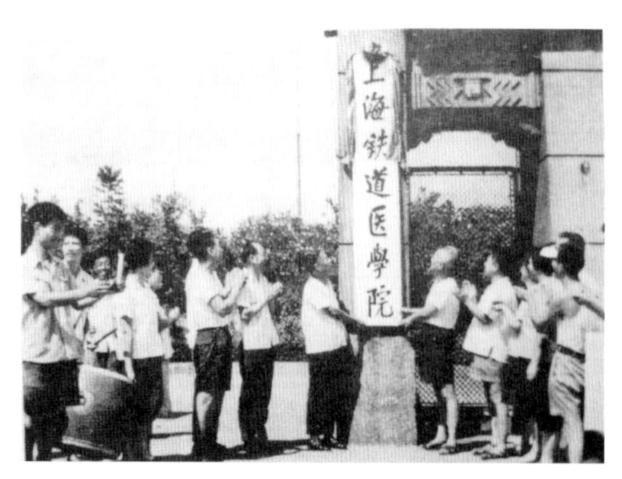

1980 年 7 月 28 日，上海铁道医学院复校揭牌仪式在中山北路 1238 号举行，新校牌由原华东局书记魏文伯题写

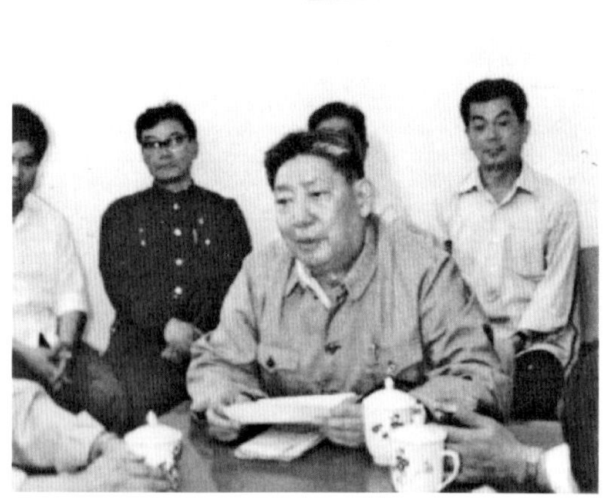

主持复校工作的党委书记胡常伦

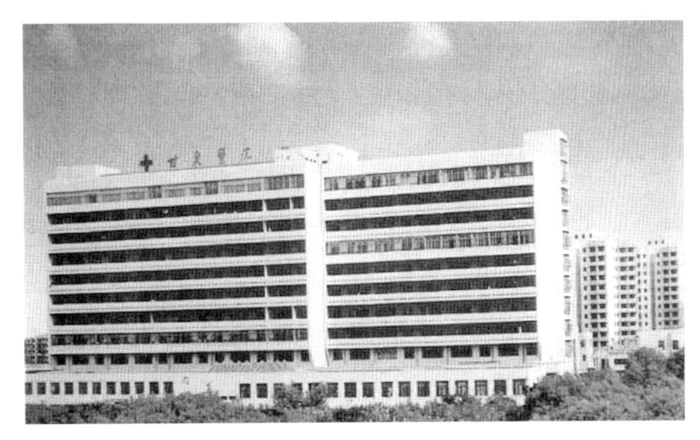

甘泉医院

（五）两次并校（1995—2000）

1. 1995年3月，国家教育委员会同意铁道部关于上海铁道学院和上海铁道医学院合并组建上海铁道大学。1995年5月18日，两院完成合并，原建制撤销，上海铁道大学宣告成立。

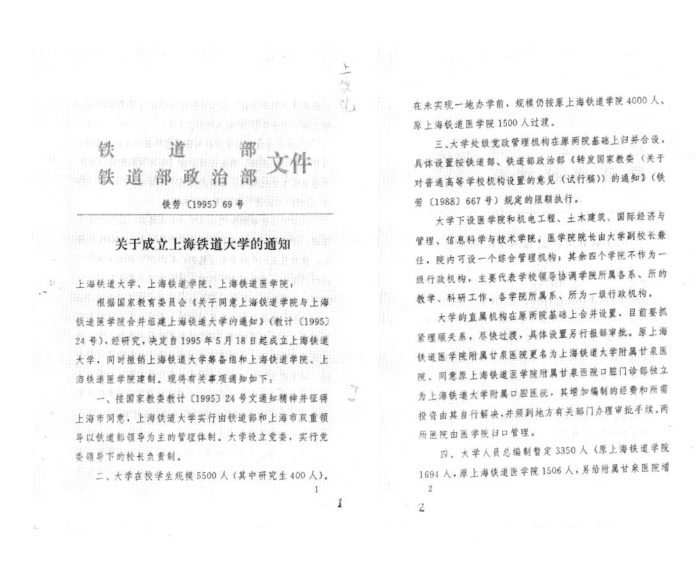

铁道部
铁道部政治部 文件

铁劳〔1995〕69号

关于成立上海铁道大学的通知

上海铁道大学、上海铁道学院、上海铁道医学院：

根据国家教育委员会《关于同意上海铁道学院与上海铁道医学院合并组建上海铁道大学的通知》（教计〔1995〕24号），经研究，决定自1995年5月18日起成立上海铁道大学，同时撤销上海铁道大学筹备组和上海铁道学院、上海铁道医学院建制。现将有关事项通知如下：

一、按国家教委教计〔1995〕24号文通知精神并征得上海市同意，上海铁道大学实行由铁道部和上海市双重领导以铁道部领导为主的管理体制。大学设立党委，实行党委领导下的校长负责制。

二、大学在校学生规模5500人（其中研究生400人）。

1

在未实现一地办学前，规模仍按原上海铁道学院4000人、原上海铁道医学院1500人过渡。

三、大学处级党政管理机构在原两院基础上归并合设，具体设置按铁道部、铁道部政治部《转发国家教委〈关于对普通高等学校机构设置的意见（试行稿）〉的通知》（铁劳〔1988〕667号）规定的限额执行。

大学下设医学院和机电工程、土木建筑、国际经济与管理、信息科学与技术学院。医学院院长由大学副校长兼任，院内可设一个综合管理机构；其余四个学院不作为一级行政机构，主要代表学校领导协调学院所属各系、所的教学、科研工作。各学院所属系、所为一级行政机构。

大学的直属机构在原两院基础上合并设置，目前要抓紧理顺关系，尽快过渡，具体设置另行报部审批。原上海铁道医学院附属甘泉医院更名为上海铁道大学附属甘泉医院。同意原上海铁道医学院附属甘泉医院口腔门诊部独立为上海铁道大学附属口腔医院，其增加编制的经费和所需投资由其自行解决，并须到地方有关部门办理审批手续。两所医院由医学院归口管理。

四、大学人员总编制暂定3350人（原上海铁道学院1694人，原上海铁道医学院1506人，另给附属甘泉医院增

2

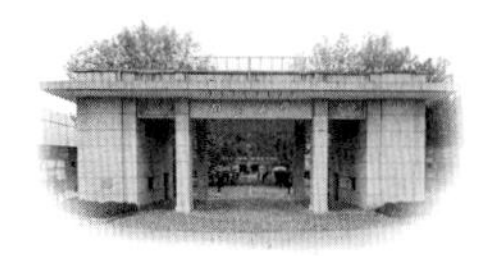

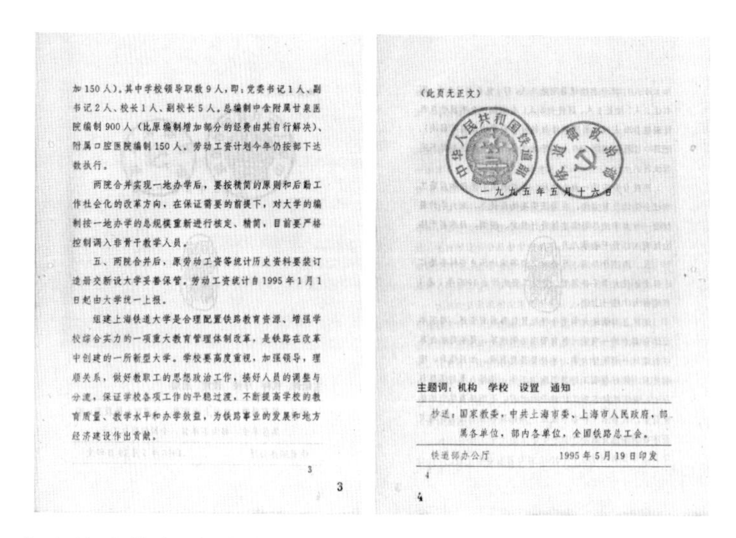

加150人)。其中学校领导职数9人,即:党委书记1人、副书记2人、校长1人、副校长5人。总编制中含附属甘泉医院编制900人(比原编制增加部分的经费由其自行解决)、附属口腔医院编制150人。劳动工资计划今年仍按部下达数执行。

两院合并实现一地办学后,要按精简的原则和后勤工作社会化的改革方向,在保证需要的前提下,对大学的编制按一地办学的总规模重新进行核定、精简,目前要严格控制调入非骨干教学人员。

五、两院合并后,原劳动工资等统计历史资料要装订造册交新设大学妥善保管。劳动工资统计自1995年1月1日起由大学统一上报。

组建上海铁道大学是合理配置铁路教育资源、增强学校综合实力的一项重大教育管理体制改革,是铁路在改革中创建的一所新型大学。学校要高度重视,加强领导,理顺关系,做好教职工的思想政治工作,搞好人员的调整与分流,保证学校各项工作的平稳过渡,不断提高学校的教育质量、教学水平和办学效益,为铁路事业的发展和地方经济建设作出贡献。

3

(此页无正文)

中华人民共和国铁道部　　铁道部政治部

一九九五年五月十六日

主题词:机构　学校　设置　通知

抄送:国家教委,中共上海市委、上海市人民政府,部属各单位,部内各单位,全国铁路总工会。

铁道部办公厅　　1995年5月19日印发

4

上海铁道学院、上海铁道医学院合并成立上海铁道大学的文件

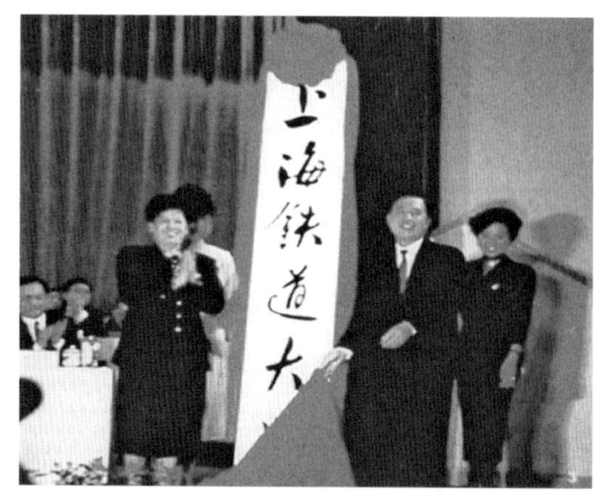

铁道部副部长傅志寰、上海市委副书记陈至立为大学校牌揭幕

2. 2000 年 4 月，同济大学与上海铁道大学合并，组成新的同济大学；上海铁道大学医学院亦随之成为同济的一部分。在此基础上，“同济大学医学院”建立。此举为同济大学添加了医学学科和 3 所附属医院，使中断了近 50 年的同济大学医学教育得以恢复，使同济大学在建设综合性大学的道路上迈出了重要一步。

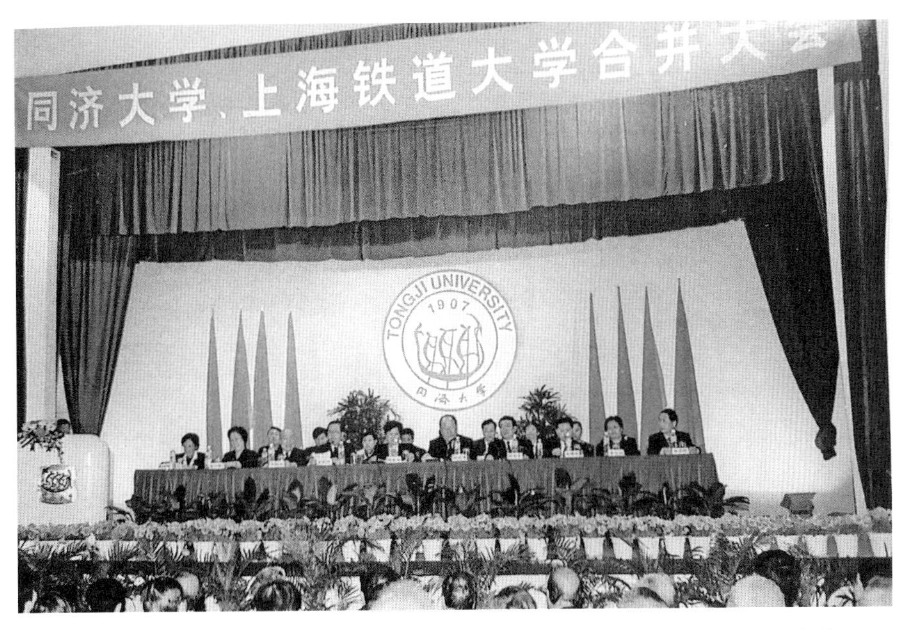

2000 年 4 月 27 日，同济大学与上海铁道大学合并大会在同济大学举行。教育部部长陈至立、上海市市长徐匡迪、铁道部副部长蔡庆华到会讲话，上海市委副书记龚学平主持会议

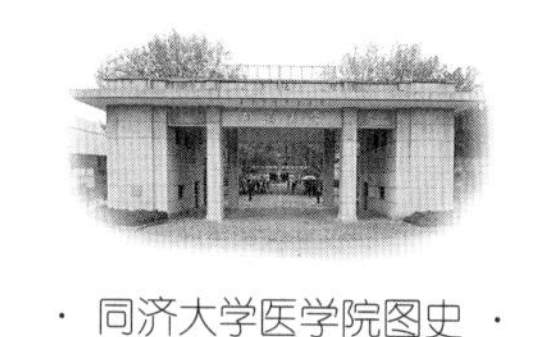

二、人才培养

复校之初，学院仅设单一临床医学专业，1985 年增设口腔医学专业，学科建设日趋健全。1986 年批准“营养学与食品卫生”“内科学(心血管)”两个硕士点，共招生 7 人，1987 年 9 月 7 日，首届硕士研究生开学；截至 2000 年与同济大学并校前夕，上海铁道大学医学院下设：基础医学部、临床医学一系、临床医学二系、附属卫生学校；建有 6 个本专科专业和 8 个硕士点。

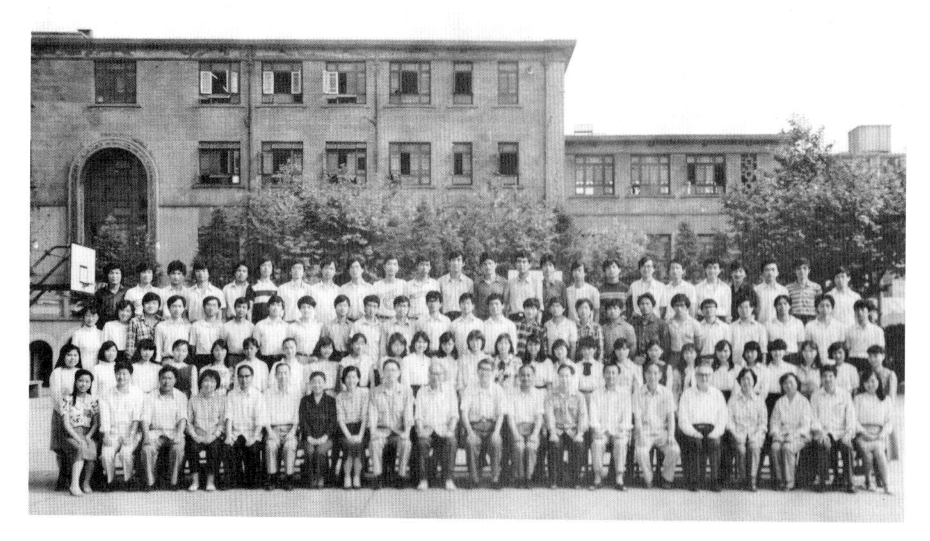

上海铁道医学院八七届全体毕业生合影留念(1987)

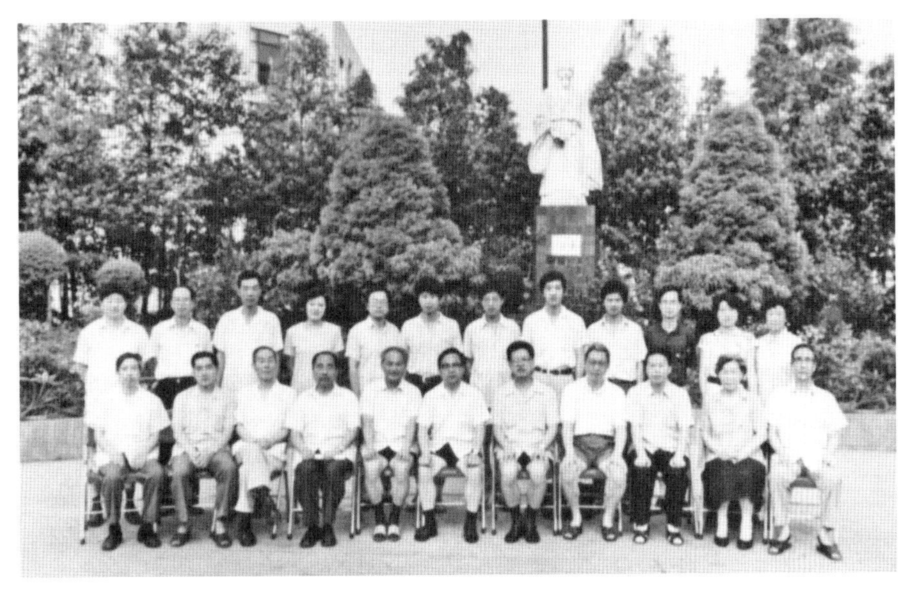

上海铁道医学院首届研究生毕业纪念(1998)

(一) 本专科教育

2000 年本专科专业设置

本科专业			
序号	专业名称	学位门类	学制/年
1	临床医学	医学士	5
2	口腔医学	医学士	5
专科专业			
序号	专业名称	学位门类	学制/年
1	临床医学与医学技术	/	3
2	临床医学	/	3
3	护理学	/	3
4	护理学(高职)	/	3

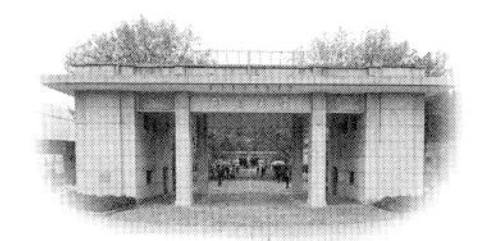

（二）研究生教育

2000 年研究生学位授予点设置

序号	专业名	学位门类	调整前曾用专业名	批准时间/年
1	内科学	医学硕士		1986
2	营养与食品卫生学	医学硕士		1986
3	影像医学与核医学	医学硕士	影像医学	1993
4	口腔临床医学	医学硕士	口腔医学(内科)	1995
5	精神病与精神卫生学	医学硕士		1995
6	肿瘤学	医学硕士		1998
7	病原生物学	医学硕士		1998
8	外科学	医学硕士		1998

（三）培训教育

1980 年复校后，为缓解铁路系统医疗卫生资源短缺的社会矛盾，学院受铁道部卫生局和卫生部的委托，先后举办多种短期学习班，学制多为两周至一年。截至 1990 年，共举办 45 期，广受上级和选送单位好评。

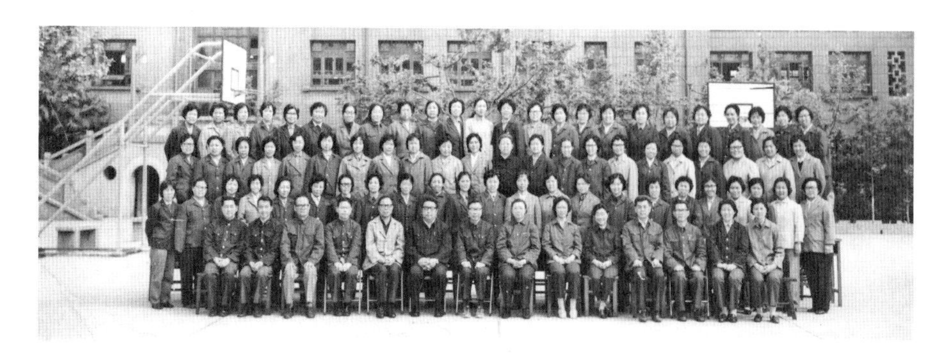

上海铁道医学院围产医学讲习班结业留影(1984 年 5 月)

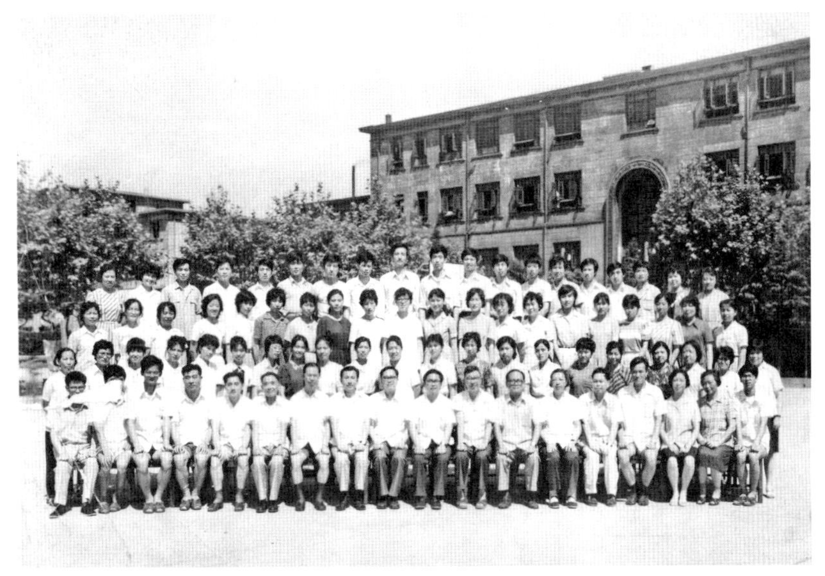

上海铁道医学院八五年卫生业务统计班结业留影(1985年7月12日)

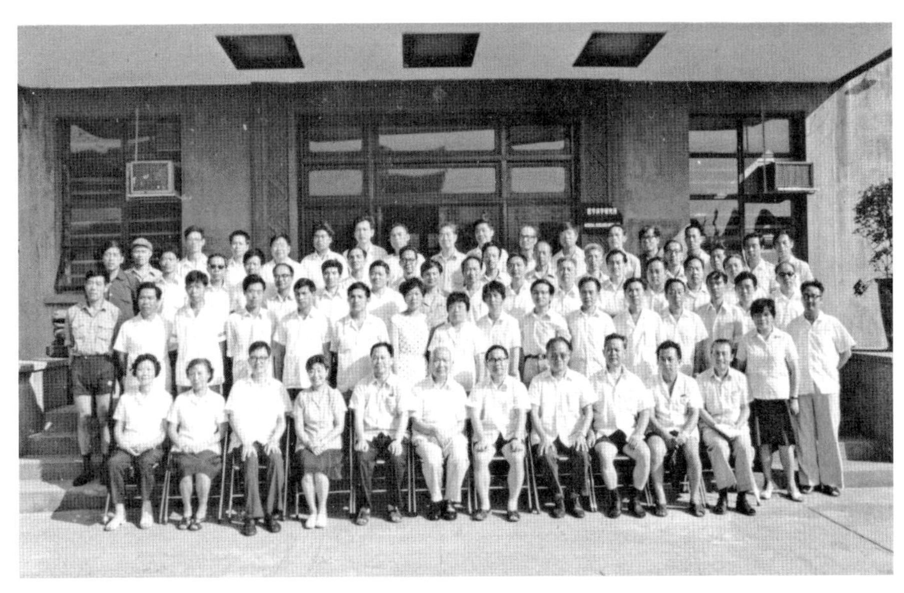

上海铁道医学院腹部外科再次手术讲习班(1986年9月)

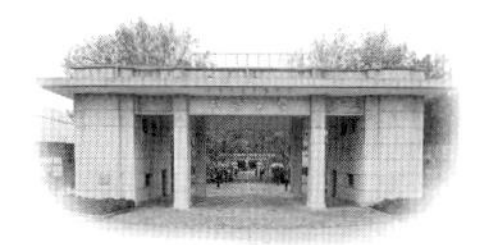

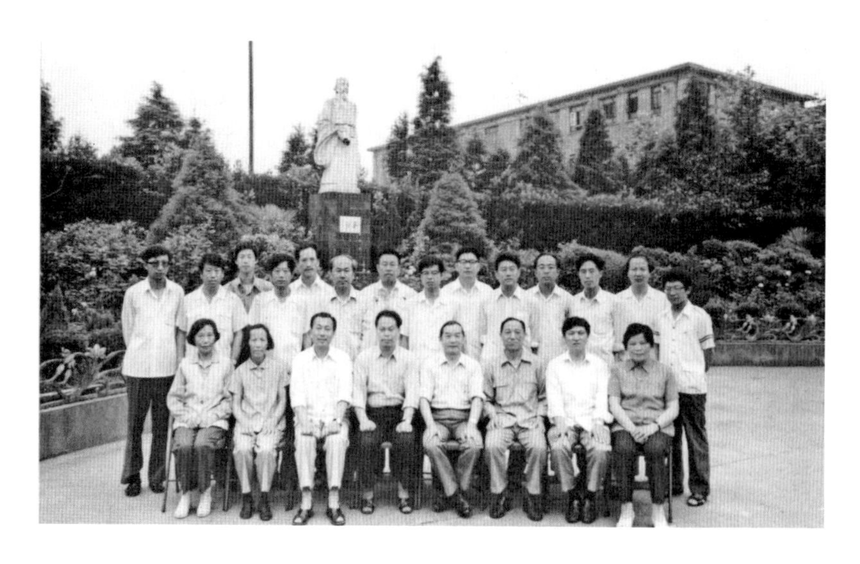

上海铁道医学院全路骨科学习班(1987 年 7 月)

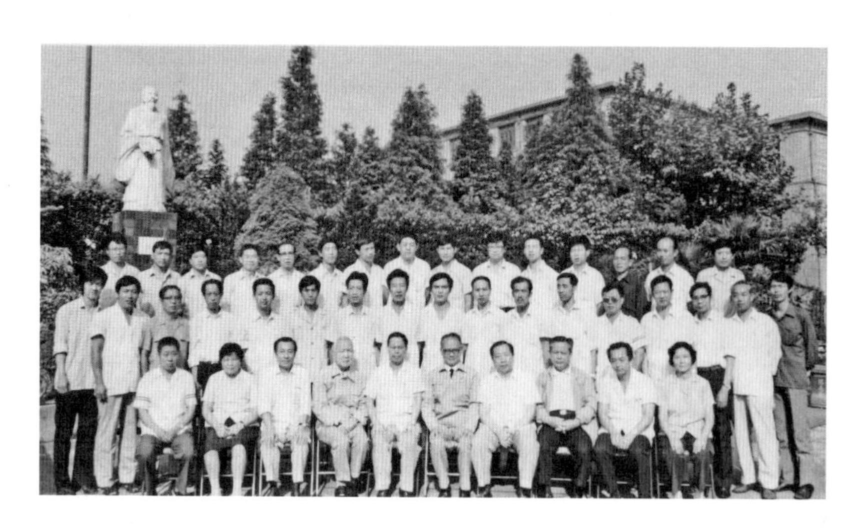

上海铁道医学院第三期腹部外科再次手术讲习班(1988 年 9 月)

三、科学研究

与教学的恢复与发展同步，复校之后在科研、学术和学科建设等方面也取得了长足的进步，成果不断。

（一）省部级及以上科研成果

上海铁道医学院获省部级奖一览表（1983—1995）

年份	成果名称	完成人	鉴定或得奖情况
1983	抗狄高辛特异抗体治疗严重洋地黄中毒性心律失常	邓南伟	卫生部重大科技成果二等奖
1985	固有因荧光早期癌诊断仪的应用研究	李义清	上海市科技成果二等奖
1986	微小胃癌、小胃癌的病理学研究	李义清	铁道部科技成果三等奖
1986	果蝇伴性隐性致死试验在环境致变物快速筛选方面的应用	叶恩赐	铁道部科技成果三等奖
1986	老年人血硒、谷胱甘肽过氧化物酶的水平及补晒效果观察	蔡梅雪	铁道部科技成果四等奖
1986	钙离子对肥大细胞释放组织胺的作用	余伟均	铁道部科技成果四等奖
1986	口腔白斑和扁平苔藓及癌变的防治研究	吴少鹏	卫生部重大科技成果集体二等奖
1986	过热（40℃～44℃）对人胃癌细胞系 Kato 生物学效应及其超微结构的改变	杨虎川	铁道部科技成果五等奖
1987	胃黏膜炎症性及细小胃癌病变的立体显微镜和病理组织学对比观察	李义清	铁道部科技成果二等奖
1987	胆道扩张症临床病理分型与临床诊治	强龙才	宁夏自治区优秀科技成果奖

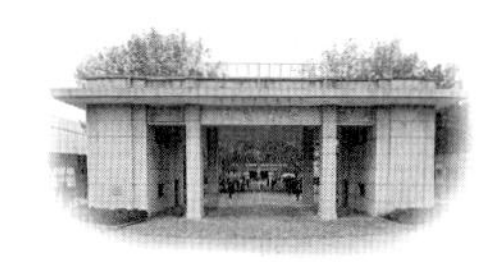

（续表）

年份	成果名称	完成人	鉴定或得奖情况
1988	固有荧光诊断胃癌病理学因素的研究	程双炳	铁道部科技成果三等奖
1989	血糖浆皮质激素活性为放射多体分析法	范　杰	解放军总后勤部二等奖
1989	先天性聋哑遗传规律与优生措施研究	邱维勤 胡诞宁	上海市科技进步三等奖
1990	牙胶尖、吸潮纸尖	尤宝芸	上海市优秀新产品三等奖
1990	合成洗涤剂安全性评价	艾裕和 叶恩赐	上海市科技成果三等奖
1990	基因遗传病遗传规律与遗传咨询研究	邱维勤 胡诞宁	上海市科技进步三等奖
1991	吐温 80 合并温热对 BGC-823 人胃癌细胞的生物学效应	杨虎川	铁道部科技成果二等奖
1992	胃黏膜的组损害与抗损害在胃癌发病学上的重要作用	李义清	铁道部科技进步三等奖
1992	始发期胃印戒细胞癌的形态发生肿瘤标志及 DNA 定量分析的研究	李义清	铁道部科技成果二等奖
1993	即刻全口义齿的研究	郑光榕	铁道部科技进步四等奖
1993	蓖麻毒素蛋白对肝癌细胞作用的实验研究	龚承友	铁道部科技进步四等奖
1995	心脏保存的实验研究	陈长志	铁道部科技进步二等奖
1995	中国海异尖线虫科幼虫感染调查和药物防治	孙世正	铁道部科技进步二等奖
1995	水凝胶人工晶体的研制和临床应用	郑一仁	铁道部科技进步二等奖
1996	检测化学致癌物的体外筛选系统的建立	陈婉蓉	铁道部科技进步二等奖
1996	溶尿尿原体与男性不育	叶元康	上海市科技进步二等奖
1997	旅行性精神障碍综合因素分析建立	吴文源	铁道部科技进步二等奖

（续表）

年份	成果名称	完成人	鉴定或得奖情况
1998	吐温80合并温热的协同抗肿瘤效应	杨耀琴	铁道部科技进步二等奖
1999	第二掌背动脉皮瓣的基础与临床应用	俞光荣	铁道部科技进步二等奖
1996	卷心菜汁液抗突变性研究及饮料开发	叶恩赐	铁道部科技进步三等奖
1997	富硒食物菌硒生物利用率及对中老年人抗氧功能的影响	蔡梅雪	铁道部科技进步三等奖
1998	盲人计算机系统的研究	董德存	上海市科技进步三等奖

（二）学术刊物

上海铁道医学院1982—1995年出版学术刊物

刊物名称	创刊时间	篇幅/期	主编	说明
上海铁道医学院学报	1987.6	82页	余伟均　朱广杰	
当代世界医学	1986	96页	余伟均	1990年停刊
口腔颌面外科杂志	1991.9	90页	朱广杰　周正炎	
神经生化学通讯	1994.2	40页	王　尧	内部发行
中国医学文摘——外科学分册(英文版)	1994.1	90页	朱广杰	
上海铁道医学院译丛	1982.11	96页	余伟均	1984年停刊

（三）重点学科及重点实验室

重点学科及重点实验室(1980—2000)

序号	批准部门	性质	批准年份	学科名称
1	铁道部	重点学科	1987	临床心血管内科、心胸外科、精神医学、骨科、口腔内科、口腔矫形科、遗传医学

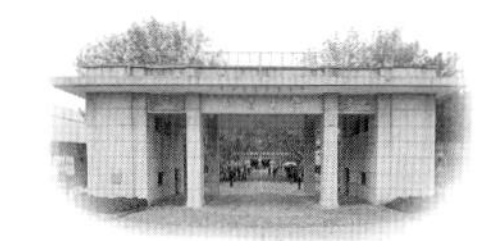

（续表）

序号	批准部门	性质	批准年份	学科名称
2	铁道部	重点学科	1997	肿瘤学
3	铁道部	重点学科	1997	心胸外科学
4	上海市	医学领先	1995	儿童口腔医学
5	铁道部教卫司	开放实验室	1997	儿童口腔医学、营养与食品卫生学、性医学心理生理实验室、临床医用生物分子学

（四）学术交流

建校初期，重点抓教学，校园内小型学术活动比较活跃。1980 年在沪复校后，教学基础逐渐巩固，科研条件也日臻具备。学术活动逐渐发展到院内外协作和全国会议交流，并且开始加入国际学术交流。1981 年，首派教师参加东京齿科大学校庆活动。1995 年，学院设立“西迫政夫医学育英基金会”，开始每年选送优秀教师、学生出国访问。

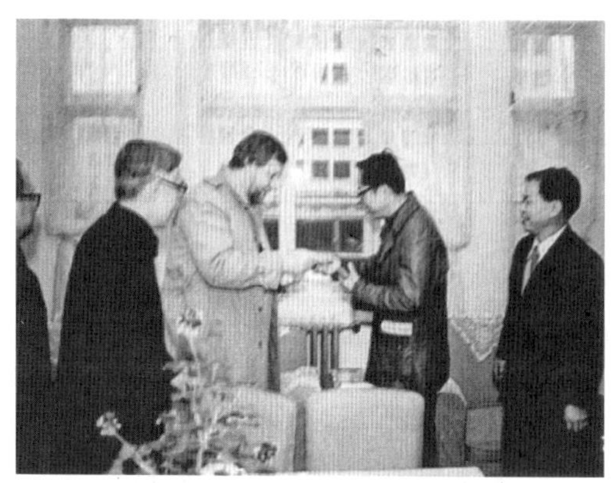

1985 年，学院首次将上海铁道医学院名誉教授的学术称号授予丹麦皇家牙科学院院长菲杰尔科夫

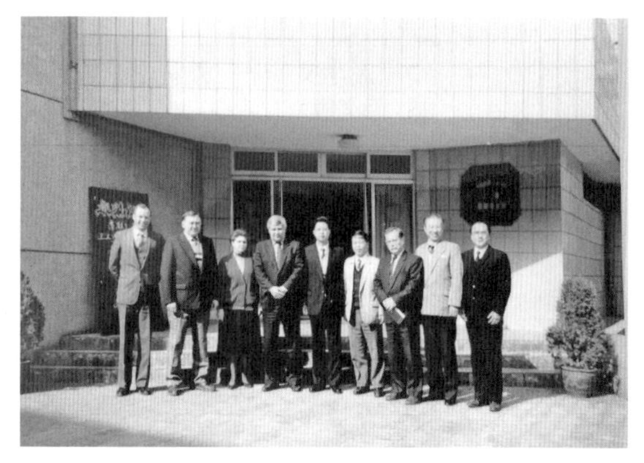

苏联铁道卫生代表团来访

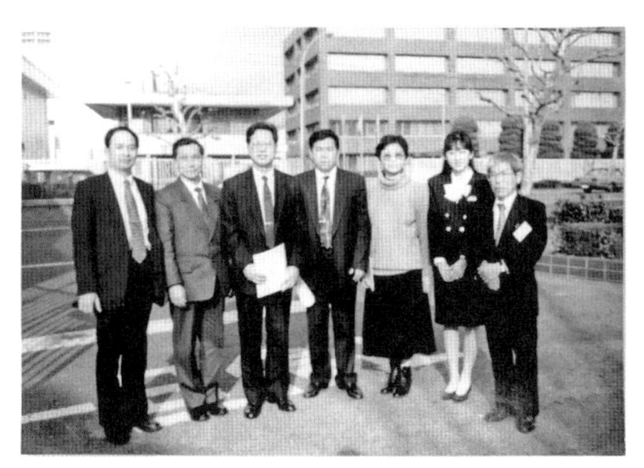

教师访日合影

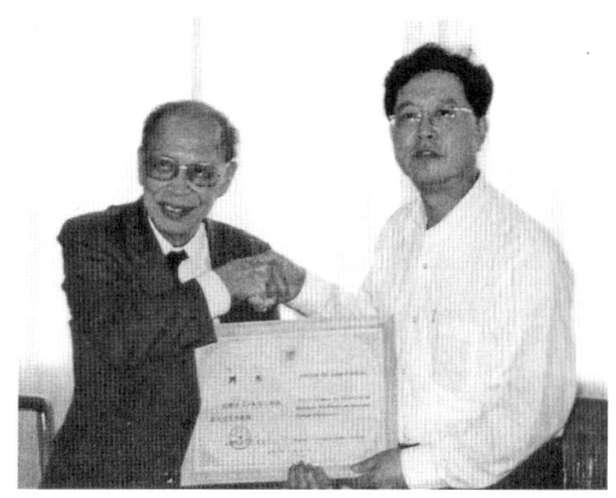

上海铁道大学校长朱广杰向裘法祖教授颁发兼职教授聘书

四、师资队伍

（一）名医名师

复校后，在教学和科研实践中，涌现出一批著名专家、学者，为引领学校建设，培养合格人才，作出了贡献。

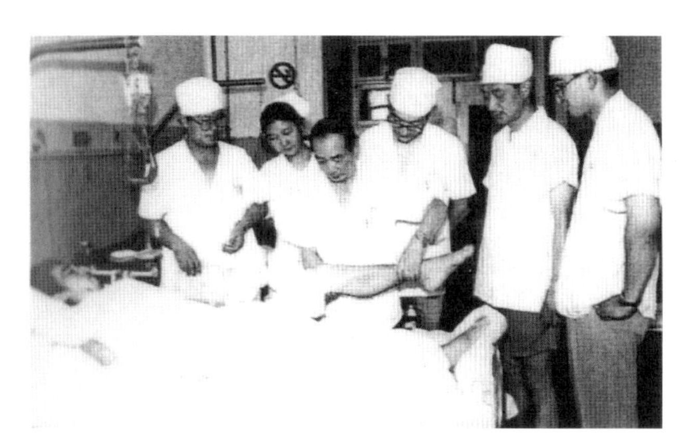

郭荻萍教授正在检查“骨肿瘤灭活再植”手术病原的术后情况

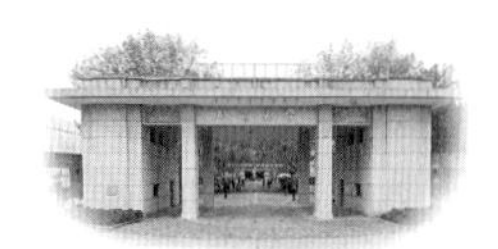

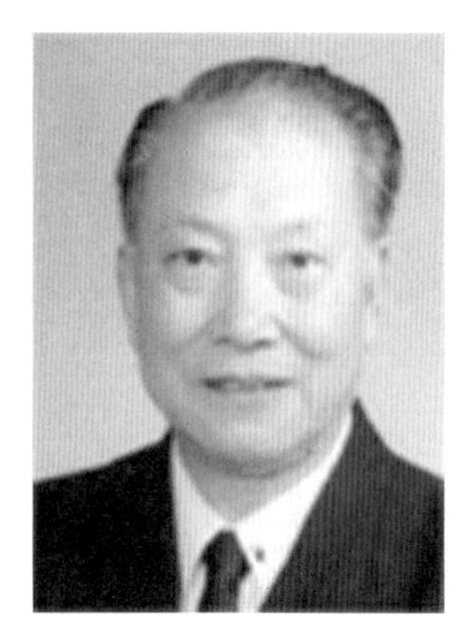

以主持人工角膜研究获国家重大科技成果奖的郑一仁教授

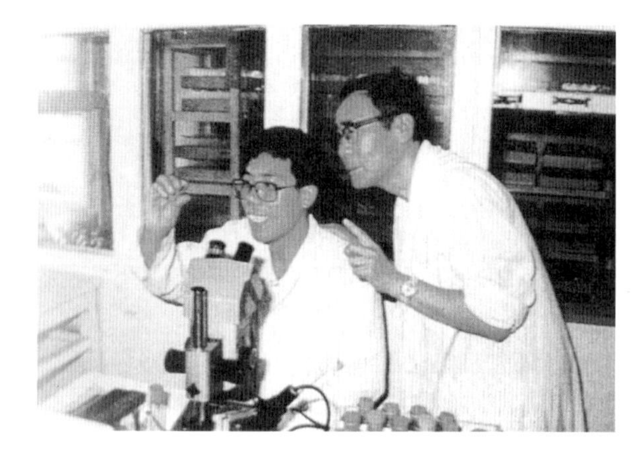

研究建立环境中化学致癌致突变物的叶恩赐教授
（图右为叶恩赐教授）

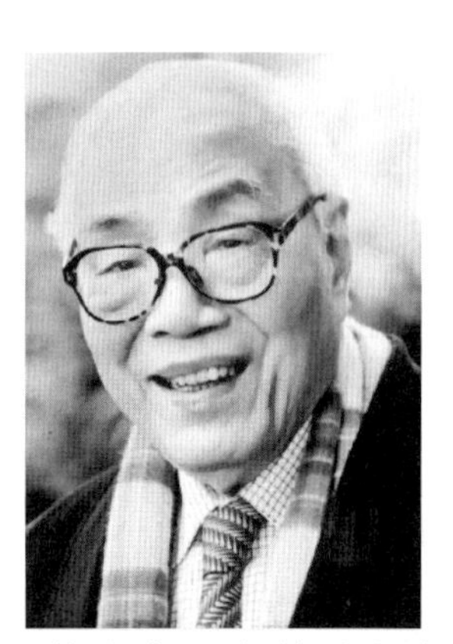

以抗衰老研究获誉海内外的老中医颜德馨教授

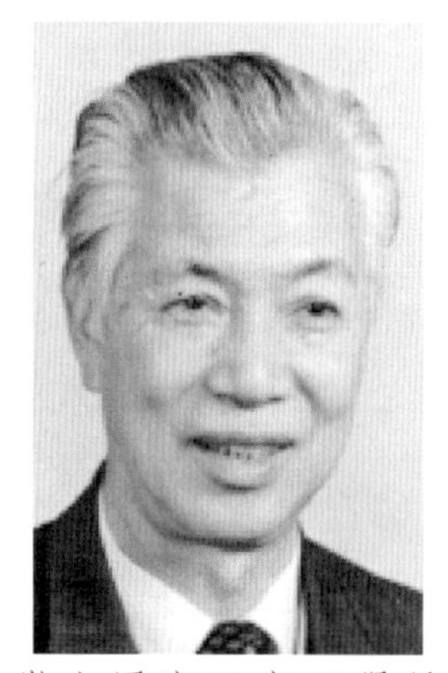

以微小胃癌研究取得具有国际领先水准成果的李义清教授

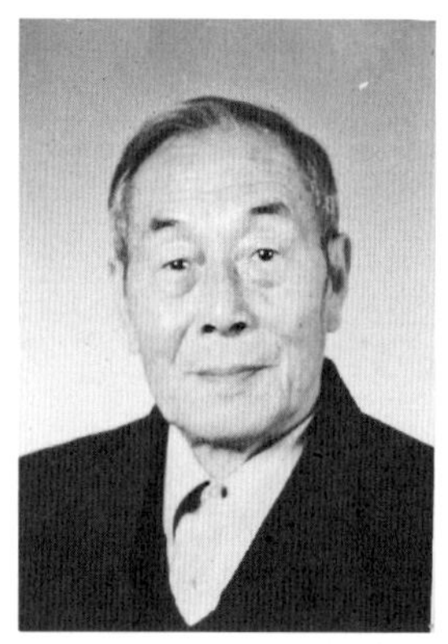

以"抗地高辛特异抗体治疗严重洋地黄中毒性心律失常"研究获卫生部重大科技成果乙等奖的邓南伟教授

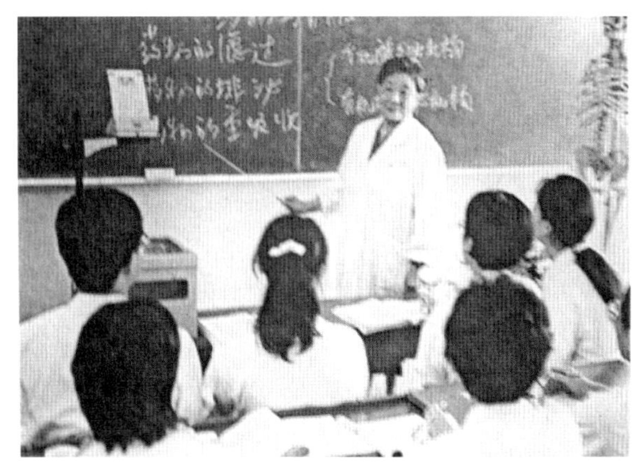

专长肾脏病和内分泌，科研成果1978年获宁夏回族自治区科技三等奖的李素教授

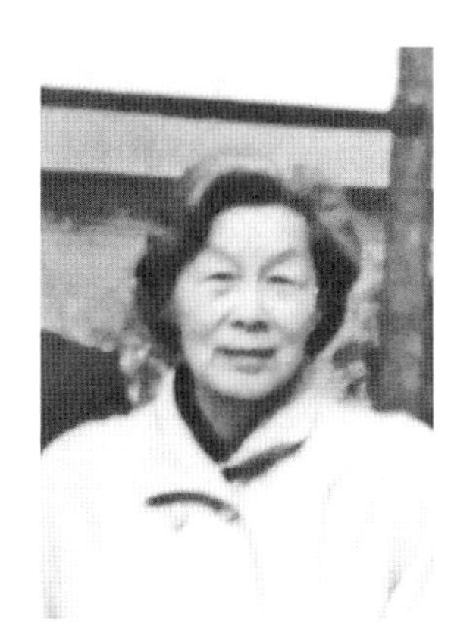

以“硒对分化和衰老期神经元细胞的分子生物学效应”（与厉曙光等）课题获得国家自然科学基金资助的蔡梅雪教授

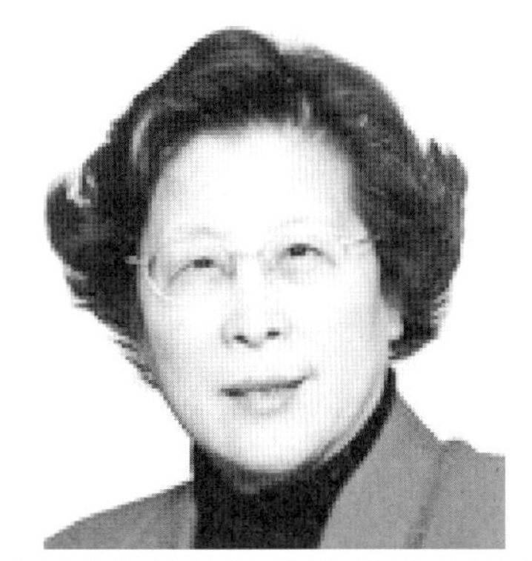

以主持“旅行性精神障碍综合因素分析建立”课题获得1997年铁道部科技进步奖二等奖的吴文源教授

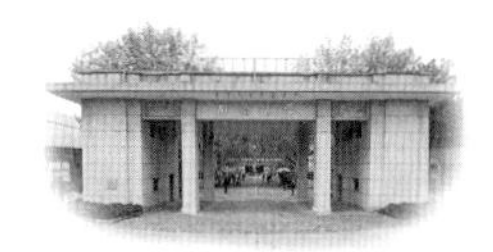

(二)优秀骨干

下图为获得全国优秀称号的骨干教师。

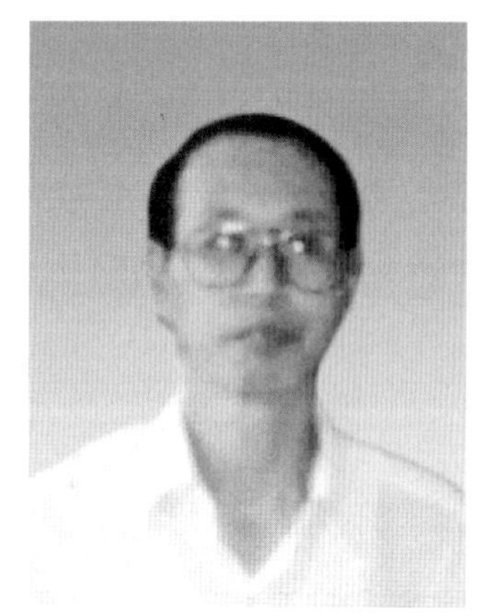

1989 年全国优秀教师冯子强

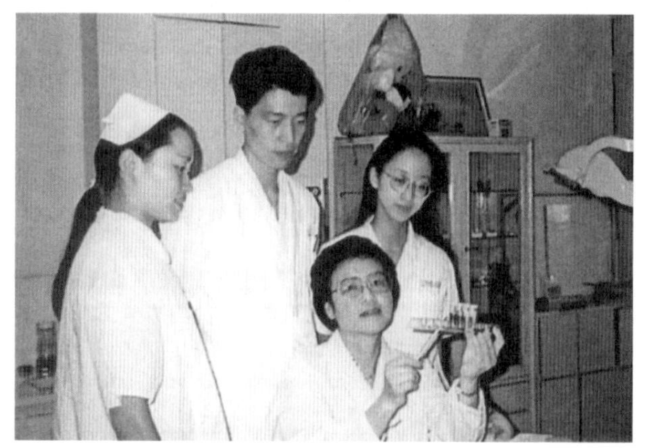

1995(或 1996)年全国优秀教师石四箴
(石教授在指导研究生)

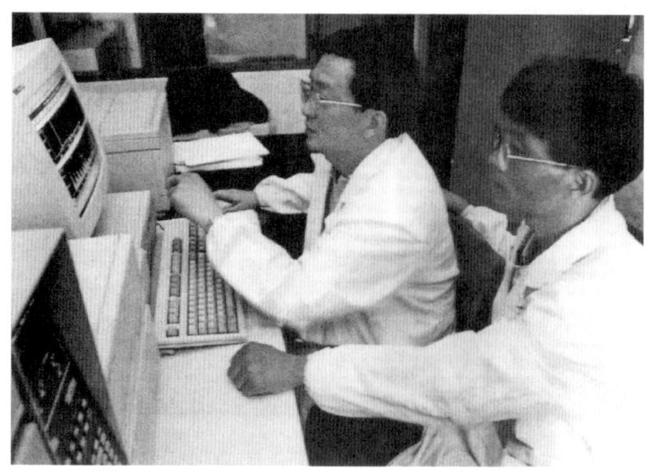

1998 年全国优秀教师厉曙光(图左为厉曙光)

五、附属医院

（一）上海铁道医学院附属铁路医院（今同济大学附属第十人民医院）

创建于1910年，前身为上海沪宁铁路医院。1915年，因故一度撤销。1933年7月在老靶子路（现武进路527号）重建，更名为京沪、沪杭甬铁路上海医院。抗战爆发后，迁至上海西站（现长宁站）附近，改名铁路伤兵医院。同年12月，因战争又迁至海格路（现华山路）860号，托庇于上海国际红十字会，改名为上海市红十字会第一难民医院。1942年夏迁入虬江路1057号现址，改名为上海铁道医院。1949年8月改名为上海铁路管理局总医院。1959年9月成为上海铁道医学院附属医院。

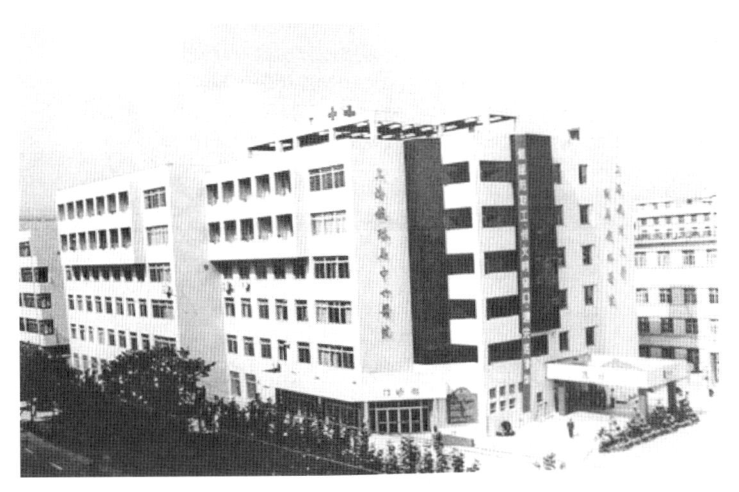

位于共和新路延长路的附属铁路医院新楼

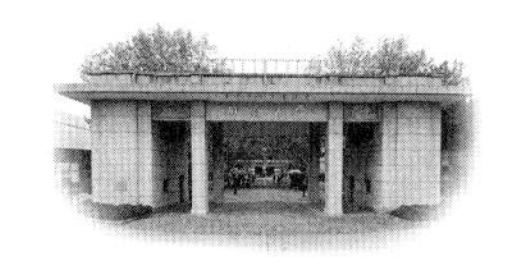

（二）上海铁道医学院附属甘泉医院（今同济大学附属同济医院）

1983 年 2 月 25 日，上海铁道医学院为教学需要，向铁道部申请在上海建设一所三级综合性医院。经铁道部与上海市政府商定，在上海市普陀区新村路与志丹路交汇处新建上海铁道医学院附属甘泉医院；1991 年 11 月 28 日建成开诊。

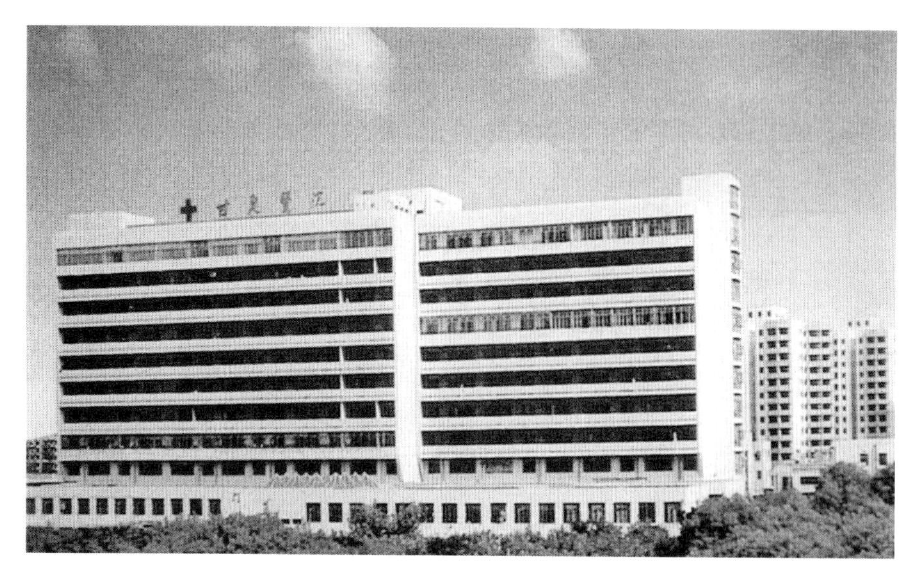

上海铁道医学院附属甘泉医院

（三）上海铁道医学院附属甘泉医院口腔门诊部（今同济大学附属口腔医院）

该门诊部成立于 1987 年 12 月，1995 年 5 月更名为上海铁道大学附属口腔医院。

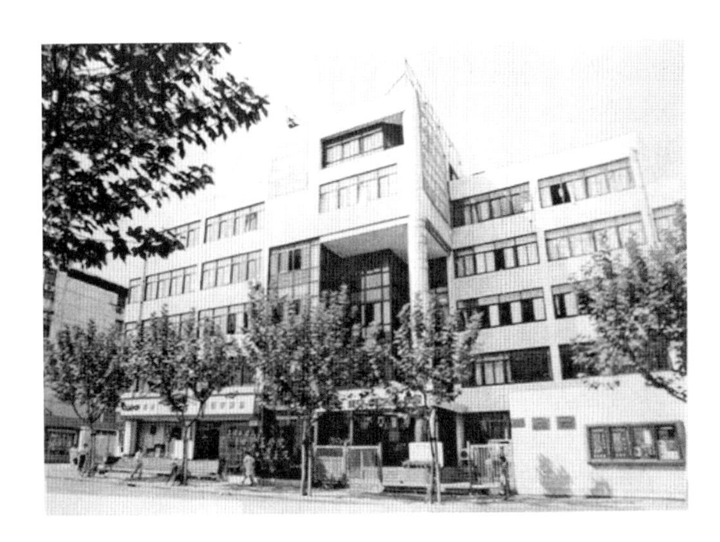

位于延长路的附属口腔医院正门

六、附属机构

附属卫校设有三年制护理、口腔医技专业。

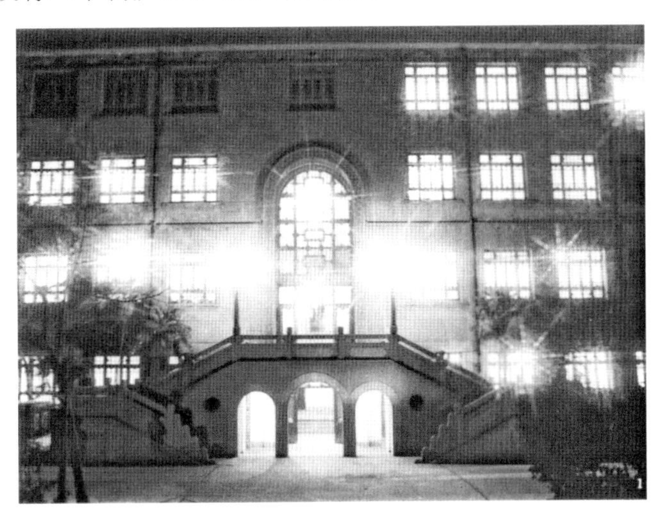

附属卫校

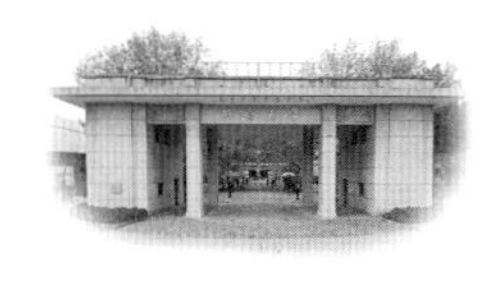

七、党建思政

学校党委始终把党建思政工作放在重要位置，重视加强宣传思想理论工作、开展精神文明建设，在全校干部、教师、职工、学生中，分层次、有重点、多形式地组织广大师生进行学习、宣传和研究，为学校改革、发展、稳定提供了坚实的理论支撑和指明了方向。

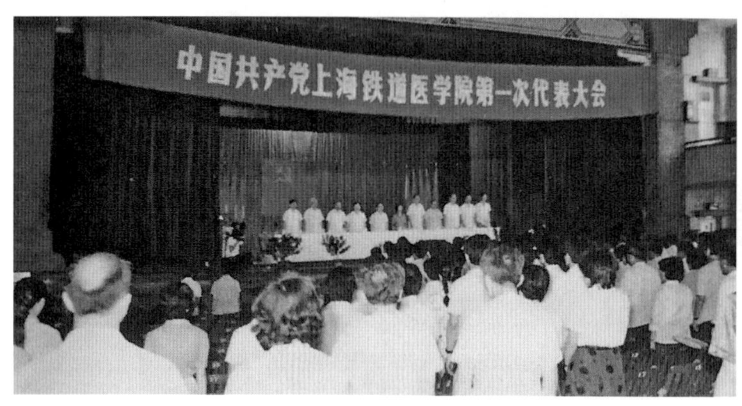

中国共产党上海铁道医学院第一次代表大会

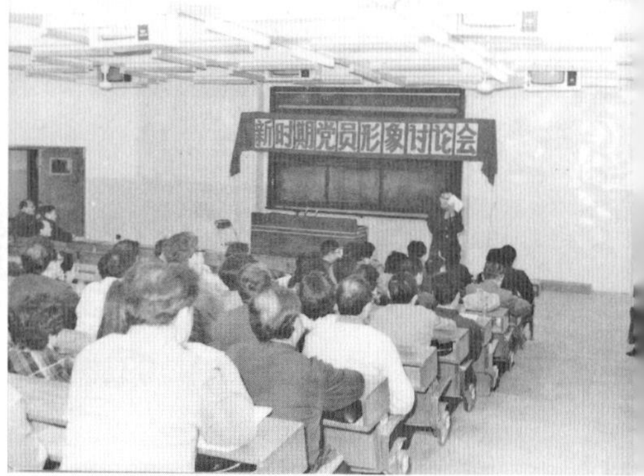

新时期党员形象讨论会

八、校园文化

校园文化活动丰富，类型多样，尤其是1980年复校以来，举办了教书育人经验交流会、学术节等学术研讨类活动，运动会、艺术节、书画展等文体类活动，以及成立了合唱队、艺术体操队等艺术类社团，营造了良好的校园文化氛围。

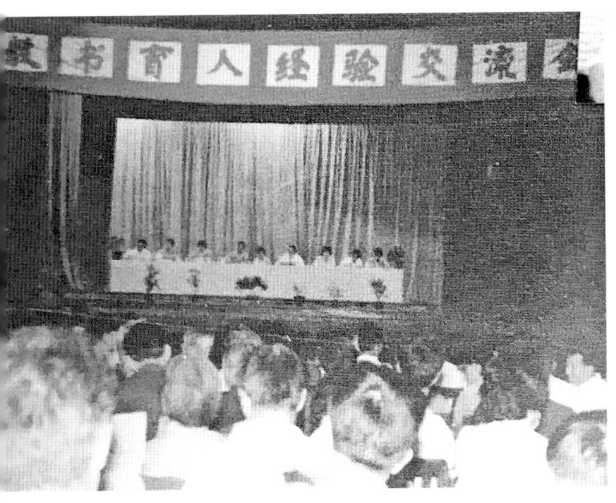

教书育人经验交流会

庆祝建校三十周年大会

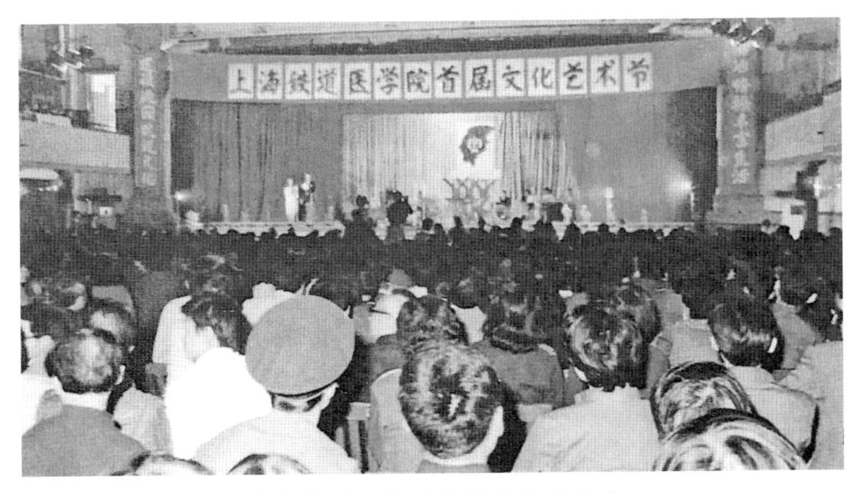

上海铁道医学院首届文化艺术节

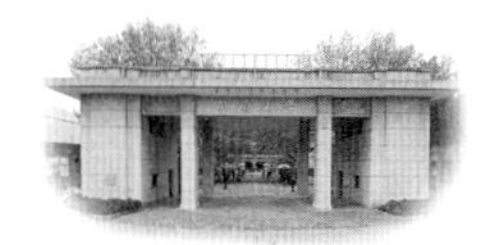

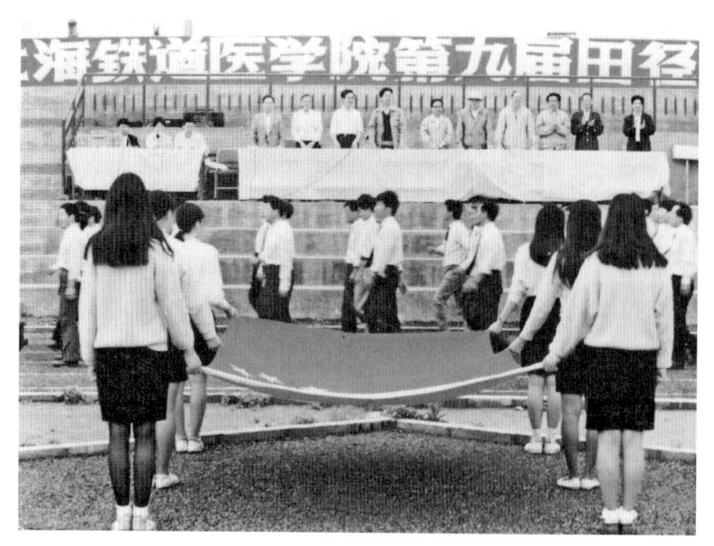

上海铁道医学院第九届田径运动会

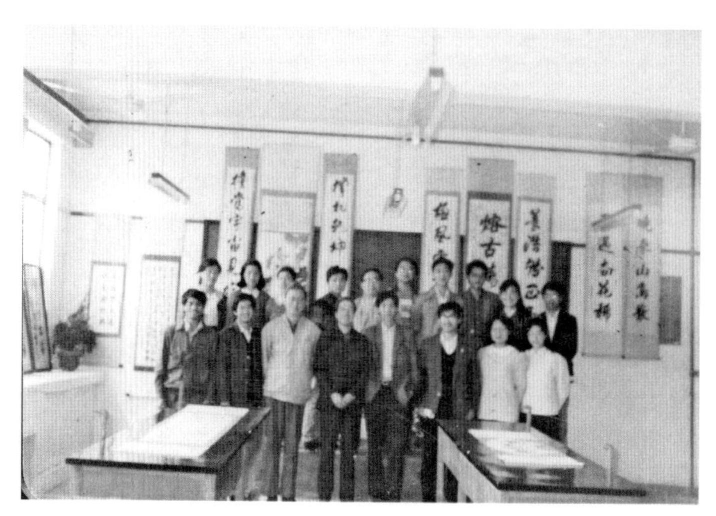

上海铁道医学院书画展

第六单元
恢复医科　全面发展
（2000—2018）

导语

2000年，同济大学与上海铁道大学合并，组成新的同济大学。

同济医科教育得以恢复和发展，既是对教育大发展的时代需要做出的积极响应，成为实现学校“由土木为主的单科性大学向理工为主的多科性大学转变”这一战略目标的重要组成部分，也是对同济人长期以来为恢复医科而付出的不懈努力的回馈与慰藉。

经过快速发展，同济大学医学学科的整体水平已跻身全国医学院校前10%。

一、并校扩容

(一) 恢复医科

1. 恢复医科是好几代同济人,包括已内迁武汉的老一代同济人的共同夙愿,长期以来虽屡经波折而矢志不改。

1982 年 2 月,学校分别向上海市卫生局、教育局提出“开设医疗系”的请示,得到一致支持;时任校长李国豪也分别给同济老校友、卫生部前部长钱忠信和教育部前部长蒋南翔去信,获得了他们个人的赞同。为此,同济在人力、物力、师资等方面进行了积极筹备。1982 年 3 月 29 日,卫生部教育局给同济复函,称“目前条件尚不成熟”,待“开办条件成熟以后再办”。9 月,学校又请示教育部,终因卫生部有不同看法等多种原因而未获准。

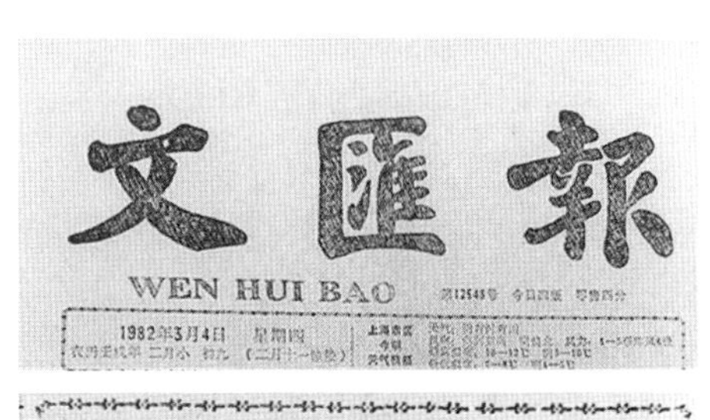

文匯報

WEN HUI BAO

1982年3月4日 星期四

天可增加八百多张卧铺车票,以满足旅客的急需。 (本报通讯员)

同济大学恢复医疗专业

同济大学决定恢复医疗专业,于今年暑假招收学生。同济大学于一九七八年即着手筹办医疗专业,这一工作得到了教育部、卫生部和上海市卫生局的支持。日前,原同济医学院在沪的一百多名校友应同济大学校长李国豪的邀请,回到母校共同磋商有关恢复医疗专业事宜。

(文连 迈男)

1982 年 3 月 4 日,《文汇报》载“同济大学恢复医疗专业”

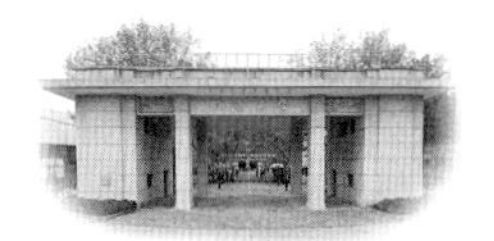

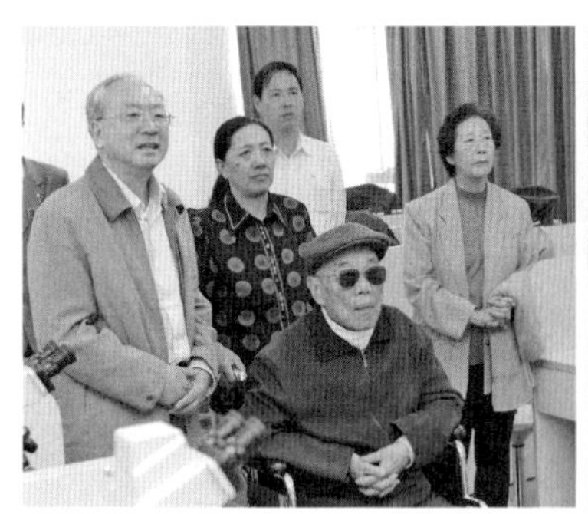
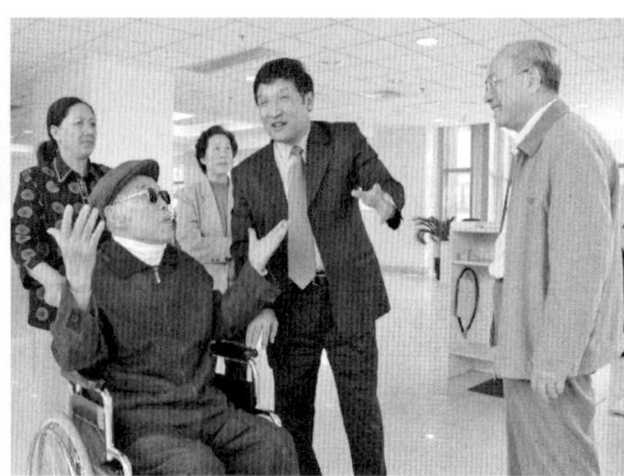
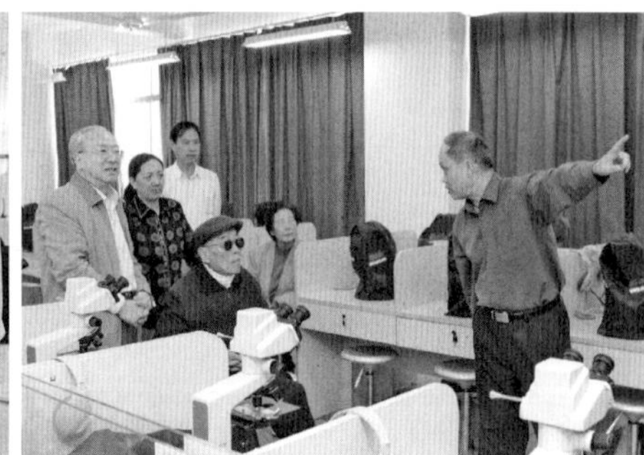

2005 年 2 月，老校长李国豪院士因病辞世。生前，他对同济医科的恢复发展念兹在兹，无日或忘，患病期间最后一次巡视的就是同济大学医学院

2. 2000 年初，随着第二轮高校体制改革的展开，教育部、铁道部和上海市政府决定，同济大学与上海铁道大学合并，组成新的同济大学；上海铁道大学医学院更名为同济大学医学院，口腔医学院更名为同济大学口腔医学院。同济恢复医科的夙愿终于得以实现。

医学院现分布在四平路、沪北、沪西 3 个校区，其中共和新路 1238 号沪北校区为原上海铁道大学医学院校园。

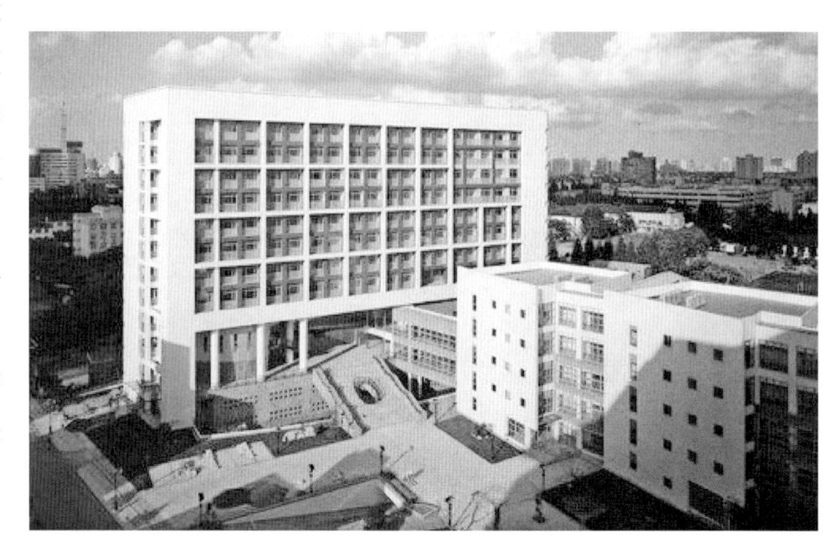

四平路校区

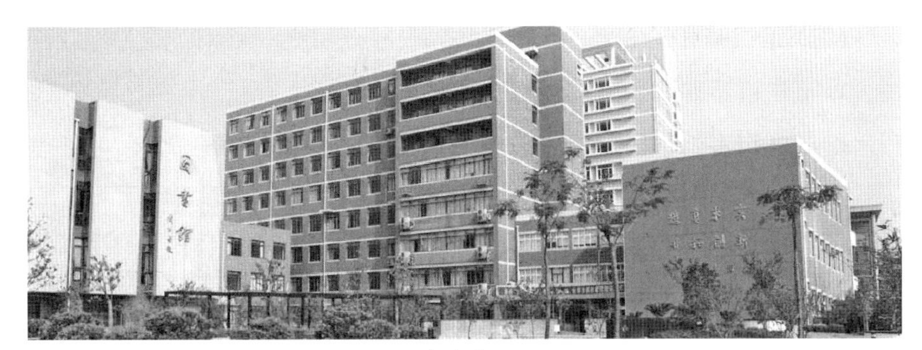

沪北校区

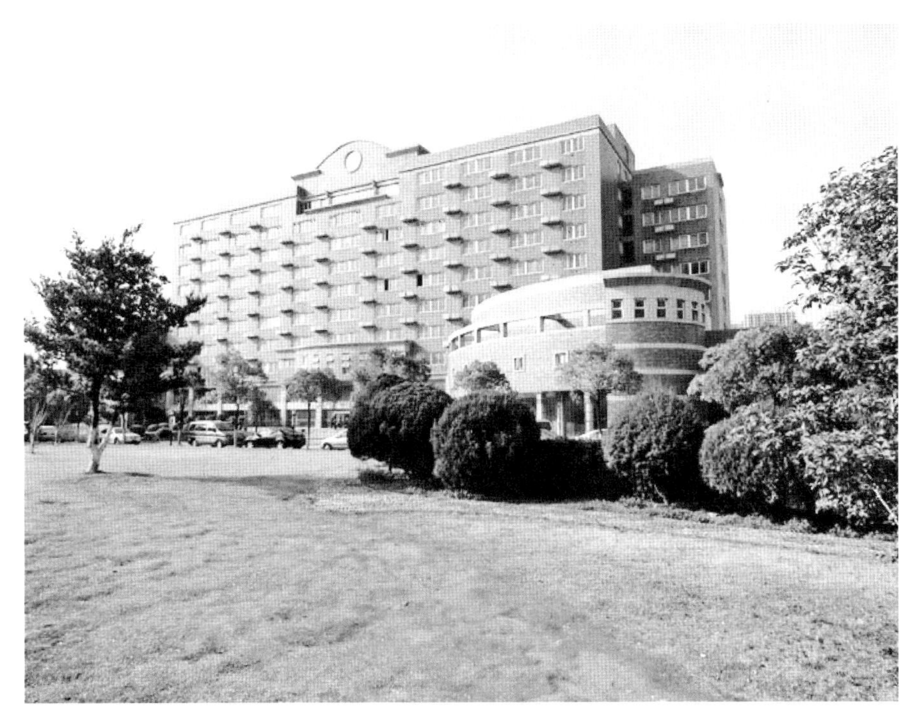

沪西校区

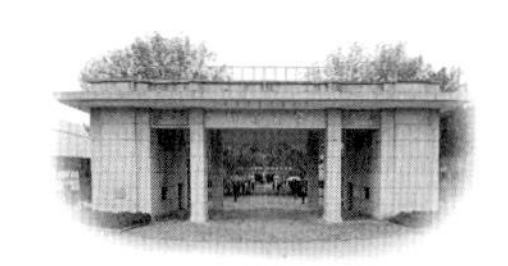

（二）组织领导

1. 历任领导班子

同济大学医学院历任院长、副院长（2000—2018）

职务	姓名	任期
院长	谢陪俐	2000.5—2003.6
	胡大一	2003.9—2008.2
	徐国彤	2010.11—2016.7
副院长	宋振铎	2000.8—2003.6
	闻爱宝	2000.8—2003.6
	赵旭东（常务）	2003.12—2005.4
	潘卫庆（常务）	2005.4—2006.4
	于德华（常务）	2006.4—2008.2
	盛红华（兼）	2004.5—2008.11
	徐　磊	2006.3—2017.1
	徐国彤（常务）	2008.2—2010.11
	陈义汉	2008.11—2016.11
	王安有	2010.9—2010.11
	蔡巧玲	2011.12—2017.1
	章小清	2017.1—2017.7

同济大学医学院历任党委书记、副书记（2000—2018）

职务	姓名	任期
党委书记（总支书记）	谢陪俐	2000.11—2003.6
	闻爱宝	2005.4—2006.3
	姜成华	2008.12—2016.9

（续表）

职务	姓名	任期
党委副书记 （总支副书记）	林　松	2001.3—2003.6
	厉曙光	2005.4—2006.3
	盛红华	2006.3—2012.8
	徐讴平	2006.3—2009.7
	徐纪平	2009.9—2016.10
	林　梅	2016.9—2017.3
	张　军	2016.9—2017.4
	章小清	2017.4—2018.11

2. 现任党政领导班子

职务	姓名	任期
院长	郑加麟	2016.7 至今
党委书记	张　军	2017.4 至今
副院长	杨文卓	2017.1 至今
副院长	王　平	2017.1 至今
党委副书记、纪委书记	陈　琳	2018.11 至今
党委副书记	曾　盈	2017.4 至今

二、教育发展

2000 年，医学院开设临床医学、口腔医学（后划归口腔医学院）2 个本科专业和 1 个高级护理专科专业（后划归高等技术学院）。

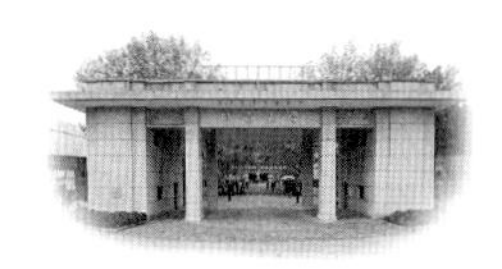

2001 年,增设临床医学七年制专业。

2003 年,获得外科学博士学位授权点。医学院大楼落成。

2004 年,试办临床医学八年制专业。

2006 年,医学生创新能力培养计划启动。获得内科学博士学位授权点,获得基础医学和临床医学一级学科硕士学位授权点。

2007 年,大学接受教育部本科教学工作水平评估,评价结论优秀。

2009 年,获得临床医学博士专业学位授予权(2010 年招生)。医学与生命科学实验教学中心和实验动物中心投入使用。医学模拟教学中心和临床技能考试中心成立。

2010 年,卓越医师计划校内启动。获得临床医学一级学科博士学位授权点,获得公共卫生与预防医学、药学、中医学(2016 年撤销)一级学科硕士学位授权点(2011 年按一级学科点招生)。同年获得制药工程专业硕士学位授予权(2018 年撤销)。转化医学研究平台建设初具规模。

2011 年,招收全英文临床医学专业留学生班(MBBS)。护理系回归医学院。作为第一批试点单位开始招收第一批“临-住”项目硕士研究生,形成临床医学专业“5+3”人才培养模式。生物医学工程一级学科博士学位授权点由生命科学院转至医学院(2012 年在医学院招生,2015 年撤销)。

2012 年,医学院全面启动临床医学五年制、七年制专业课程改革。获教育部“国家大学生校外实践教育基地建设项目”立项,建设临床技能实训中心。成为首批教育部、卫生部“拔尖创新医学人才培养模式改革试点”“五年制临床医学人才培养模式改革试点”单位。建立临床医学博士后流动站。生物医学工程与纳米科学研究院并入医学院。医管处列入医学院。

2013年，通过教育部本科专业审核评估。招收临床医学贯通培养拔尖班。暂停临床医学七年制专业招生。医学院教师发展中心成立。成立中美合作全科医学系。

2014年，成立中美合作康复治疗学系，康复治疗学本科专业招生。承办第五届全国大学生临床技能大赛（华东分赛）。重建临床技能实训中心。获得护理硕士专业学位授予权（2015年招生）。同济大学临床医学专业学位硕士研究生与“临-住”项目硕士研究生招生培养完全并轨。

2015年，以临床医学“5+3”一体化人才培养模式招生。医学院临床技能实训中心建设成为美国心脏协会培训中心。试行临床医学博士专业学位授予与专科医师规范化培训衔接一体化培养（为第一批试点单位2016年招生）。

2016年，参加全国第四轮学科评估，临床医学专业学位水平评估排名进入B+，临床医学和基础医学学科评估排名进入B。

2017年，恢复护理学本科专业招生。通过教育部临床医学专业认证。医学院临床技能实训中心成为上海市医师资格考试实践技能考试基地。

2018年，康复治疗学专业获得理学学士学位授予权，第一届康复治疗学本科学生毕业。医学院临床技能实训中心通过国家医师资格考试实践技能考试基地复评。获批教育部国家级临床教学示范中心。

目前，医学院本科招生专业包括：临床医学专业（“5+3”一体化、贯通培养）、康复治疗学专业和护理学专业。

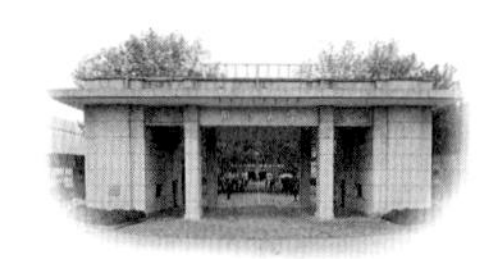

2018 年医学院本科招生专业

专业名称	学制	学位	培养目标
临床医学(贯通培养)	5 年本科＋X(博士阶段)	医学学士＋学术型博士	医学科学家
临床医学(“5＋3”一体化)	5 年本科＋3 年规培	医学学士＋专业学位硕士	卓越临床医师
康复治疗学	4 年	理学学士	卓越康复治疗师
护理学	4 年	理学学士	卓越护师

医学院每年招收临床医学本科生 150 名左右(“5＋3”一体化、贯通培养),康复治疗学本科生 30 名左右,护理学专业 10 名左右,MBBS 国际留学生班 30 名左右。

2018 年医学院研究生招生专业

● 临床医学一级学科硕博士点和临床医学专业学位硕博士授权领域。

● 护理专业学位硕士授权领域。

● 基础医学、公共卫生与预防医学、药学、生物医学工程一级学科硕士授权点。

2016—2018 年医学院硕士研究生录取情况表

招生年度	录取总数	推免生	统考生	单考生	七年制	护理专业学位硕士
2016	413	78	206	22	45	62
2017	457	92	230	/	54	81
2018	432	117	230	29	/	56

2016—2018 年医学院博士研究生录取情况表

招生年度	普通统考生	直博生	硕博连读	专博专培	合计
2016	58	30	31	22	141
2017	93	9	27	22	151
2018	149	35	82	22	266

三、科学研究

（一）项目经费

医学院鼓励教师围绕我国医学科技领域重大战略需求和学院重点发展方向开展科学研究；鼓励教师开展横向联合与协同创新，加强多学科交叉融合，推动科研转化，不断提高科技创新能力。

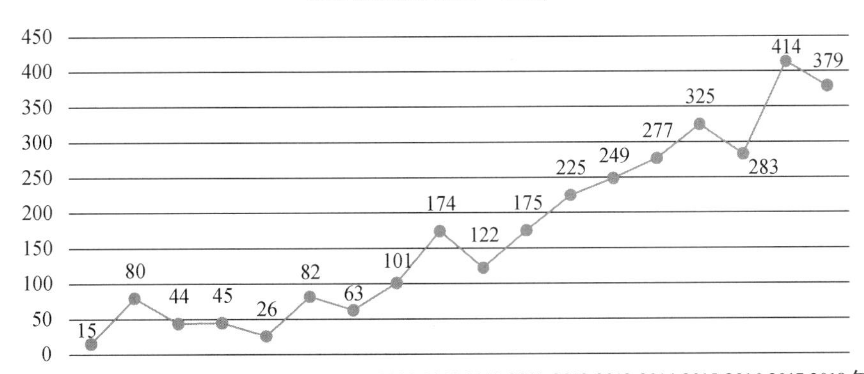

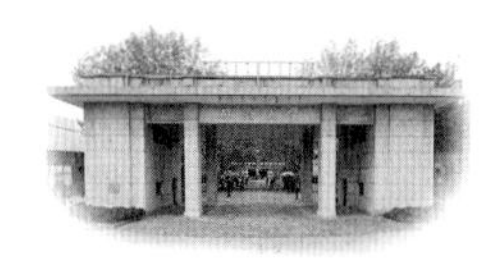

2001—2018 年，医学院承担的国家自然科学基金、卫生部和教育部专项科研基金、上海市自然科学基金、上海市科委科技发展基金、上海市卫生局科研发展基金等支持的重点科研项目逐年增长。

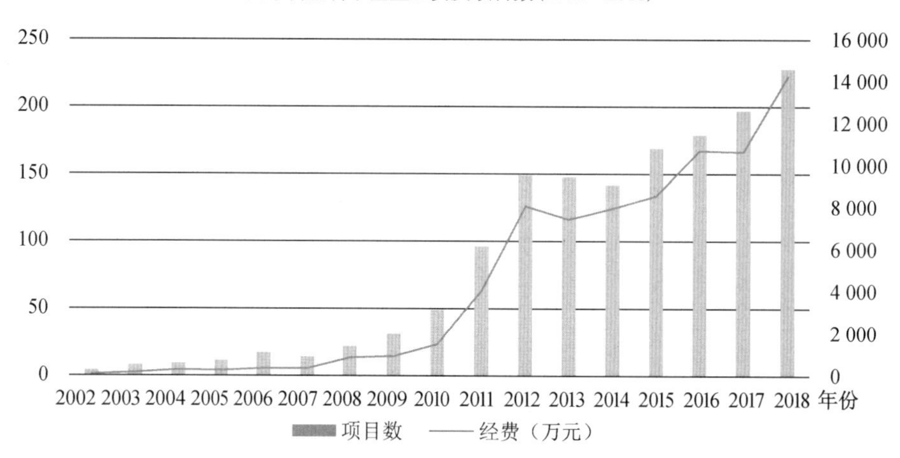

“973”“863”计划(含重大科学研究计划、国家重点研发计划)首席项目信息

首席科学家	项目名称	立项年份
徐国彤	干细胞资源库及干细胞关键技术平台的建设	2007
刘中民	可植入式心室辅助装置的研制及其治疗终末期心衰的研究	2008
陈义汉	心房颤动的病因学和诊治技术研究	2008
周彩存	新生血管靶向的顺磁性纳米粒构建及其肿瘤诊断和治疗应用	2008
戈宝学	重要病原菌与宿主相互作用分子机制的研究	2012

（续表）

首席科学家	项目名称	立项年份
章小清	神经分化各阶段细胞命运决定的调控网络研究及其转化应用	2012
徐国彤	干细胞治疗视网膜变形的基础与临床转化研究	2013
陈义汉	心律失常的发病机理和干预研究	2013
郑加麟	前脑神经祖细胞的优化诱导和功能鉴定	2014
程黎明	基于动员内源性神经干细胞修复脊髓损伤的机制与转化研究	2016
戈宝学	重要病原菌感染与致病过程中蛋白质机器的功能机制	2017
左　为	人类肺脏上皮组织的形成机制	2017
陈　强	干细胞治疗心衰	2017
章小清	人特定神经元亚型获得及移植	2018
靳令经	基于医体结合的记忆和运动障碍三级全程化诊疗模式研究	2018
段　涛	重大胎儿疾病宫内诊断和治疗新技术研发	2018
李　强	慢阻肺早期筛查、防治及呼吸健康管理的物联网技术研究与推广	2018

近年来，医学院将医科发展重点集中于“干细胞”“肿瘤”“脑与脊髓”“心血管”等几大领域。2010 年，成立“转化医学高等研究院”，在建校 110 周年之际，根据各附属医院的特色医疗资源，分别建设干细胞、脑与脊髓、心血管疾病、肿瘤生物治疗四大研究中心，深化基础研究与临床应用的紧密合作，接连取得干细胞及转化医学领域的重大研究成果。

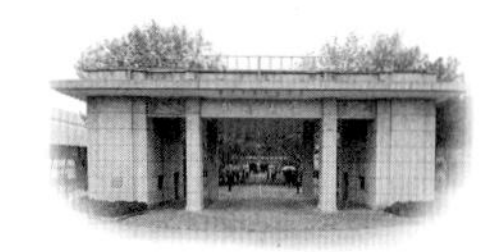

（二）平台建设

科研平台（实验室）一览表

批准部门	科技平台名称
世界卫生组织	WHO 围产保健合作中心
教育部	心律失常教育部重点实验室
教育部	脊柱脊髓损伤再生修复教育部重点实验室（筹）
教育部	教育部细胞干性与命运编辑前沿科学中心
科技部	干细胞与再生医学国际联合研究中心
国家药监局	国家药品临床研究基地
上海市科委	上海市结核病（肺）重点实验室
上海市教委	上海市高校神经再生研究重点实验室
上海市教委	上海干细胞临床转化研究院（上海市Ⅳ类高峰学科）
上海市卫计委	上海市心力衰竭研究中心
上海市卫计委	上海市临床医学中心（眼科、中医）
上海市卫计委	上海市创伤急救中心
上海市卫计委	上海市护理质控中心
上海市卫计委	上海市骨肿瘤研究所
上海市卫计委	上海市脑卒中防治中心
上海市卫计委	上海市甲状腺临床研究中心
同济大学	东方医院临床转化中心
同济大学	第十人民医院临床转化中心
同济大学	同济医院临床转化中心
同济大学	肺科医院临床转化中心
同济大学	第一妇婴保健院临床转化中心
同济大学	长海医院临床转化中心
同济大学	长征医院临床转化中心

(三)科研成果

1. 陈义汉教授发表了重大研究成果

自2003年1月起,陈义汉教授等人的重大研究成果陆续发表在 *Science*、*Am J Hum Genet* 等刊物上,研究成果被收录数十本国外医学教科书和专著,并被引入国际诊疗指南,为中国在国际心脏疾病研究领域赢得了一席之地。

陈义汉,心脏病学家,中国科学院院士,全国政协委员,九三学社上海市副主委。同济大学教授、主任医师、博士生导师。国家杰出青年科学基金获得者、教育部长江学者特聘教授、国家973计划项目首席科学家和国家创新研究群体负责人。目前担任同济大学副校长、同济大学医学与生命科学部主任、同济大学附属东方医院副院长、同济大学附属东方医院心脏内科主任和心律失常教育部重点实验室主任等职务。长期从事心血管疾病临床工作和基础研究,临床特长为心律失常和心力衰竭的诊断和治疗,研究方向为心律失常和心力衰竭的发生机制和干预。在心律失常和心力衰竭研究领域取得了一些重要的科学发现。代表性论文发表在 *Science*、*Nat Commun*、*J Clin Invest*、*Am J Hum Genet*、*Circulation*、*PNAS*、*Cell Res* 和 *Circ Res* 等刊物上。他的科学发现曾经被评为国际心脏电生理学领域年度突破性进展、中国高等学校十大科技进展、国家自然科学奖二等奖、教育部自然科学奖一等奖和上海市自然科学奖一等奖等。他是中国医师奖获得者,卫生部有突出贡献的中青年专家,上海市优秀学科带头人,上海市领军人才,上海市科技精英,上海市自然科学牡丹奖获得者,中国青年科技奖获得者,全国“五一劳动奖章”获得者。

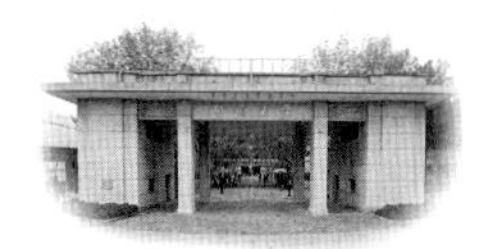

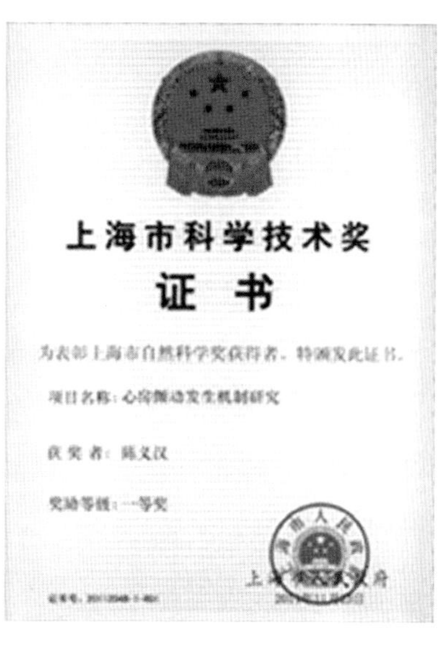

上海市科学技术奖

证 书

为表彰上海市自然科学奖获得者，特颁发此证书。

项目名称：心房颤动发生机制研究

获 奖 者：陈义汉

奖励等级：一等奖

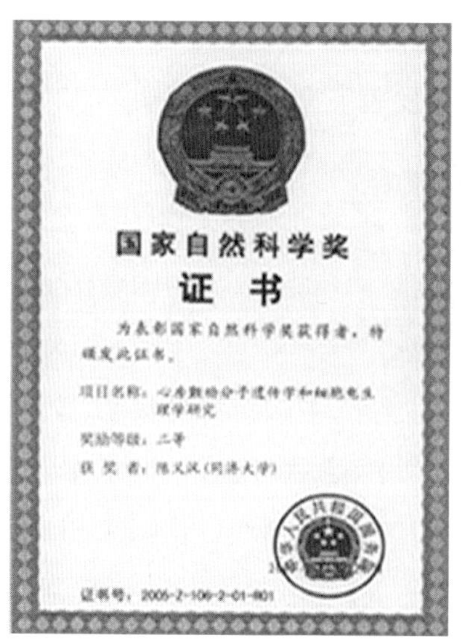

国家自然科学奖

证 书

为表彰国家自然科学奖获得者，特颁发此证书。

项目名称：心房颤动分子遗传学和细胞电生理学研究

奖励等级：二等

获 奖 者：陈义汉（同济大学）

上海市

自然科学牡丹奖

证 书

陈义汉荣获第七届上海市自然科学牡丹奖，特颁发此证书。

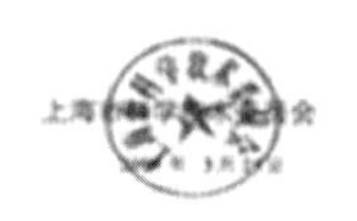

陈义汉院士荣获的奖项证书

2. 同济大学医学院重建后所取得的科研成果

获国家奖及省部级一等奖项目

奖励名称	获奖类别	获奖等级	成果名称	完成人名单（完成人排序）	获奖日期
国家科学技术奖	自然科学奖	二等奖	心房颤动分子遗传学和细胞电生理学研究	陈义汉（1），杨奕清（4）	2005
国家科学技术奖	科学技术进步奖	二等奖	我国农村高血压流行趋势及低成本综合干预预防脑卒中研究	胡大一（2），李觉（5）	2010
国家科学技术奖	科学技术进步奖	二等奖	疟疾、血吸虫病等重大寄生虫病防治关键技术的建立及其应用	潘卫庆（1）	2017
国家科学技术奖	科学技术进步奖	二等奖	图说灾难逃生自救丛书	刘中民（1）	2018

（续表）

奖励名称	获奖类别	获奖等级	成果名称	完成人名单（完成人排序）	获奖日期
国家科学技术奖	科学技术进步奖	二等奖	肺癌微创治疗体系及关键技术的研究与推广	姜格宁(2)	2018
教育部中国高校科学技术奖	自然科学奖	一等奖	心房颤动分子遗传学和细胞电生理学研究	陈义汉(1)，黄薇(3)，杨奕清(4)	2004
上海市科学技术奖	自然科学奖	一等奖	心房颤动发生机制研究	陈义汉(1)，彭鲁英(4)，李丽(5)	2011
教育部高等学校科学研究优秀成果奖	科学技术进步奖	一等奖	泌尿系肿瘤的生物学行为的研究和个体化策略治疗	郑军华(1)，彭波(3)，杨斌(5)，许云飞(7)，李智(10)	2012
教育部高等学校科学研究优秀成果奖	科学技术进步奖	一等奖	肝癌等难治性肿瘤介入新疗法的建立和应用	王培军(1)，赵小虎(4)，尚鸣异(8)	2012
上海市科学技术奖	科技进步奖	一等奖	脊柱脊髓损伤修复重建相关生物力学及生物学研究与临床应用	程黎明(1)，孙毅(2)，薛志刚(3)，曾至立(4)，靳令经(5)，于研(6)，张敬(7)，吴周睿(9)，朱睿(10)	2014
教育部高等学校科学研究优秀成果奖	自然科学奖	一等奖	生物标志物在大肠癌早期预警、预后监测及靶向治疗的应用基础研究	秦环龙(1)	2015
上海市科学技术奖	科技进步奖	一等奖	晚期胰腺癌介入综合治疗的相关策略、机制及应用产品研发	李茂全(1)	2016
教育部高等学校科学研究优秀成果奖	自然科学奖	一等奖	固有免疫中的信号转导机制研究	戈宝学(1)，裴钢(2)	2017
教育部高等学校科学研究优秀成果奖	技术发明奖	一等奖	医用材料表面改性技术及临床应用	张海军(1)，李茂全(5)	2018

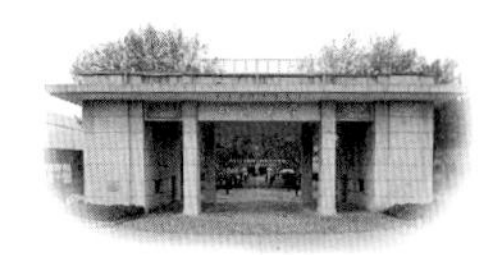

（续表）

奖励名称	获奖类别	获奖等级	成果名称	完成人名单（完成人排序）	获奖日期
教育部高等学校科学研究优秀成果奖	自然科学奖	一等奖	生物靶向诊治肿瘤方法学研究	任丹妮(3)	2018
教育部高等学校科学研究优秀成果奖	技术发明奖	一等奖	胃肠道肿瘤介入诊治关键技术的建立与应用	尚鸣异(1)	2018

2001—2018年，获国家级科技奖5项；获省部级科技奖58项，其中一等奖11项、二等奖27项、三等奖20项。通讯或第一作者以同济大学医学院为完成单位的，共发表SCI论文4 293篇，其中进入ESI高被引论文48篇。获得专利授权42项。

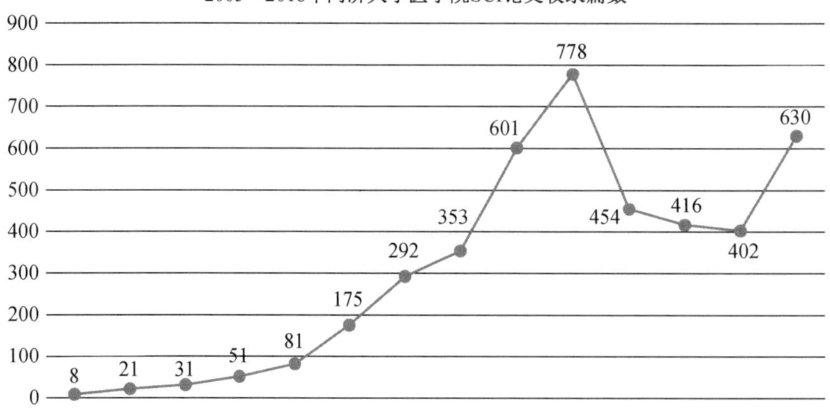

CNS 高水平论文发表情况

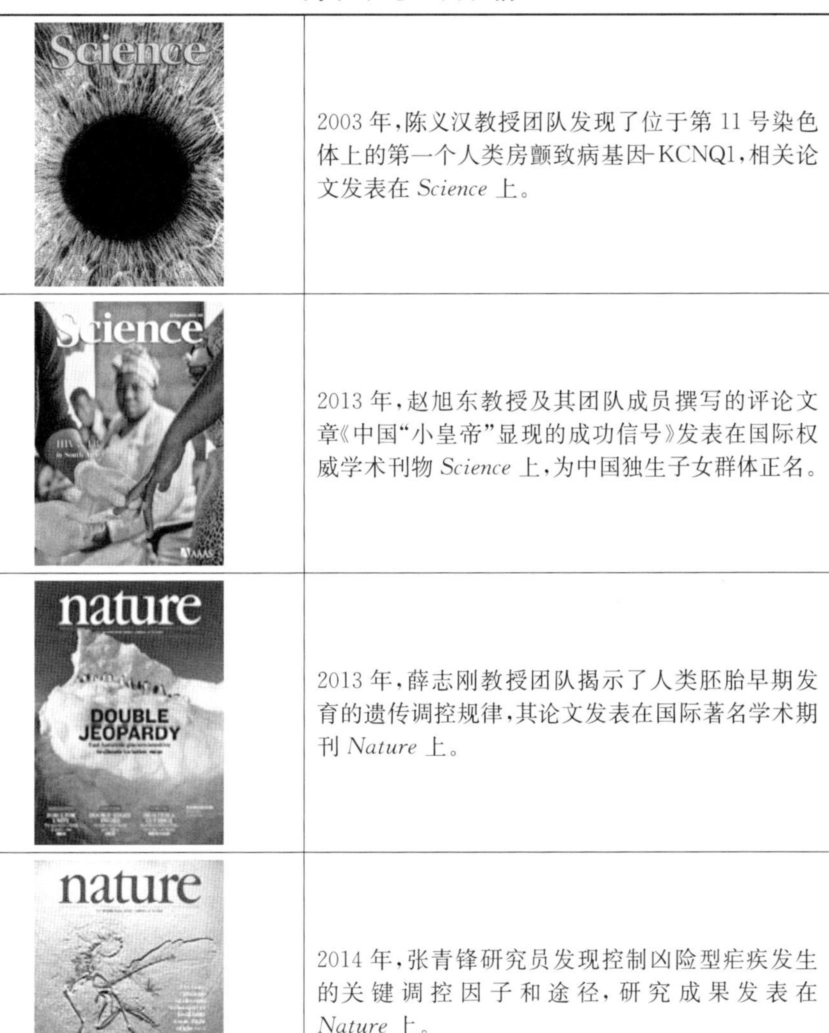

Science	2003 年，陈义汉教授团队发现了位于第 11 号染色体上的第一个人类房颤致病基因-KCNQ1，相关论文发表在 *Science* 上。
Science	2013 年，赵旭东教授及其团队成员撰写的评论文章《中国“小皇帝”显现的成功信号》发表在国际权威学术刊物 *Science* 上，为中国独生子女群体正名。
Nature	2013 年，薛志刚教授团队揭示了人类胚胎早期发育的遗传调控规律，其论文发表在国际著名学术期刊 *Nature* 上。
Nature	2014 年，张青锋研究员发现控制凶险型疟疾发生的关键调控因子和途径，研究成果发表在 *Nature* 上。

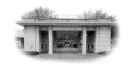

（续表）

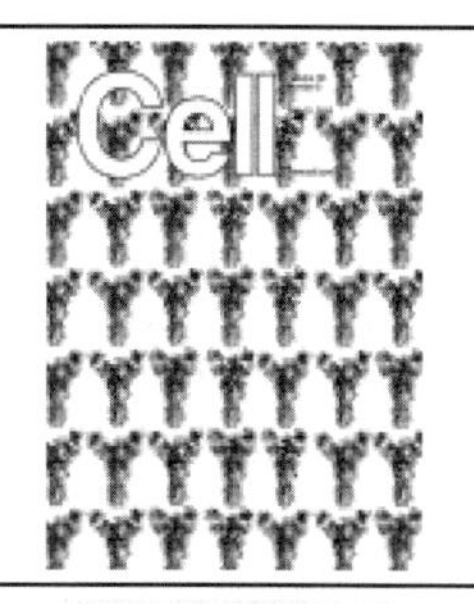	2015 年，孙毅教授和李思光教授为共同通讯作者的研究论文发表在 *Cell* 上，该论文采用单细胞转录组技术首次揭示了室管膜静息态神经干细胞激活的信号途径。
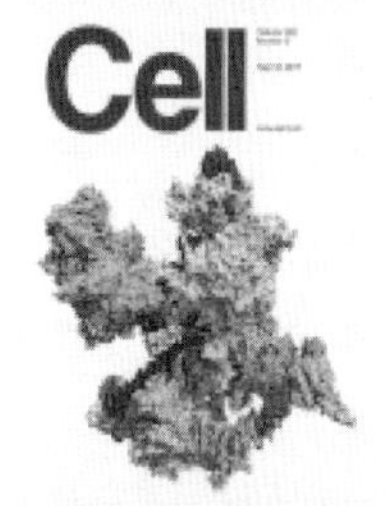	孙毅教授团队采用 TALEN 基因编辑技术，构建了非人灵长类动物——食蟹猴的 MECP2 突变型个体，并深入研究了其基因型和表型，其研究成果发表在 *Cell* 上。
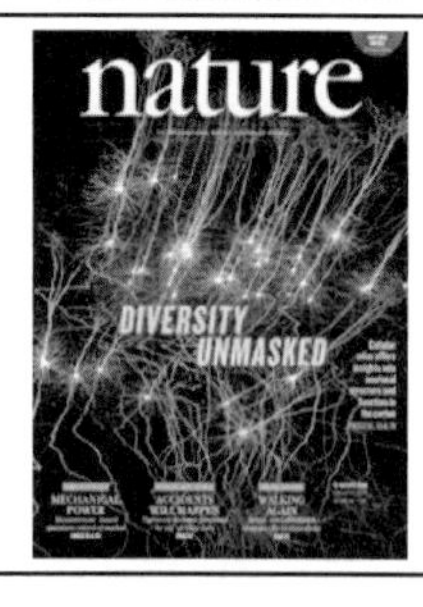	同济大学戈宝学教授、毛志勇教授合作研究团队首次系统阐释了 cGAS 完全独立于 DNA 识别功能的细胞核内的全新功能，为基于干预 cGAS 进入细胞核而开发新型抗肿瘤药物提供了理论基础，该研究成果发表在 *Nature* 上。

（四）学生科创

1. 三级体系

在同济大学本科生院的领导下，医学院于 2004 年开始建设“医学院创新基地”，建立学生三级科创体系，形成了一个金字塔形的培养结构，使大一到大三学生参加科创活动的比例达到 100%，显著提升医学生创新思维及能力。

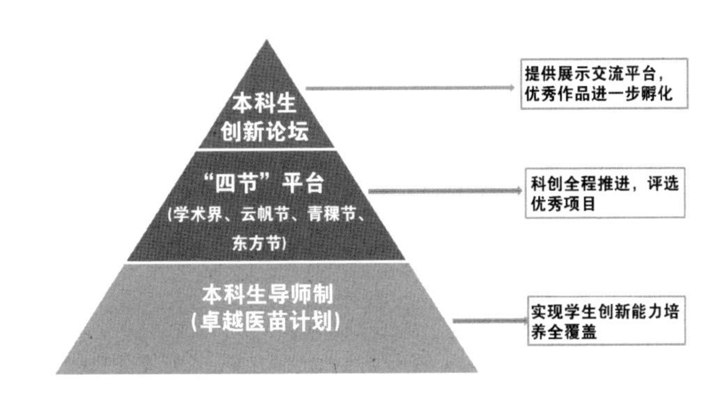

科研创新三级体系

2. 勇争潮头

"挑战杯"全国大学生课外学术科技作品竞赛获奖情况

项目名称	届数	时间	奖项
亚硒酸钠对果蝇谷胱甘肽过氧化物酶及寿命的影响	第七届	2001年	全国三等奖
硫磺和右归丸对AD大鼠记忆及海马ChAT、TH、MAO-B基因表达的影响	第九届	2005年	全国三等奖
牵张诱导的人类Kir2.1通道电流的改变——心房颤动治疗新靶标	第十届	2007年	全国三等奖
新医改视野下社区卫生服务中心路在何方？——基于上海市五区社区卫生服务现状调研成果	第十一届	2009年	全国二等奖
一种新型的腔镜手术腔内打结持针钳	第十二届	2011年	全国一等奖
一种基于三维血管数值模型的新型无创性压力检测技术及临床应用	第十三届	2013年	全国三等奖（上海赛区一等奖）

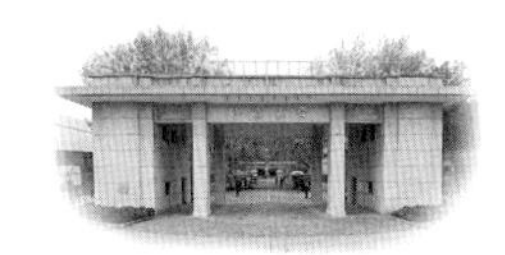

（续表）

项目名称	届数	时间	奖项
基于树突状细胞疫苗靶向治疗肺癌的研究	第十四届	2015 年	上海赛区 一等奖
可拆卸组装圆弧定位导航系统在脊柱微创手术的应用	第十五届	2017 年	全国二等奖 （上海赛区一等奖）
新型铋配合物的抗肿瘤活性及作用机理研究	第十五届	2017 年	全国三等奖 （上海赛区一等奖）
健康背景下的规培医师职业倦怠研究——“巴特林小组”或是良方	第十五届	2017 年	上海赛区 二等奖

“挑战杯”中国大学生创业计划竞赛(“创青春”全国大学生创业大赛)获奖情况

项目名称	届数	时间	奖项
兔耳卫生纸业有限责任公司创业计划(一种新型的一次性无菌马桶垫纸(固定型))	第八届	2012 年	上海赛区银奖
上海精益医疗信息科技有限公司	第九届/创青春第一届	2014 年	上海赛区铜奖
上海凡济生物科技有限公司	创青春第三届	2018 年	上海赛区银奖

“互联网+”大学生创新创业大赛获奖情况

项目名称	届数	时间	奖项
可调节泪道支架	第四届	2018 年	上海赛区铜奖

医学生临床专业技能比赛获奖情况

比赛名称	届数	时间	奖项
“罗氏杯”上海医学生临床医疗能力大赛	首届	2002 年	第一名
“中企建设杯”上海医学生专业技能大赛	第二届	2005 年	第三名
上海市红十字会高校急救竞赛		2006 年	金奖
上海市“唯爱天使杯”医学生专业技能大赛		2007 年	银奖、基础理论项目第一名、未来之星奖
全国高等医学院校大学生临床技能竞赛(华东分区赛)	第三届	2012 年	特等奖、单项奖
全国高等医学院校大学生临床技能竞赛总决赛	第三届	2012 年	三等奖
全国高等医学院校大学生临床技能竞赛(华东分区赛)	第四届	2013 年	三等奖、单项奖
全国高等医学院校大学生临床技能竞赛总决赛	第五届	2014 年	三等奖
全国高等医学院校大学生临床技能竞赛(华东分区赛)	第六届	2015 年	一等奖、单项奖
全国高等医学院校大学生临床技能竞赛总决赛	第六届	2015 年	三等奖
全国高等医学院校大学生临床技能竞赛(华东分区赛)	第七届	2016 年	三等奖
全国高等医学院校大学生临床技能竞赛(华东分区赛)	第九届	2018 年	三等奖、单项奖
上海市医学院校大学生临床技能竞赛	第一届	2018 年	一等奖

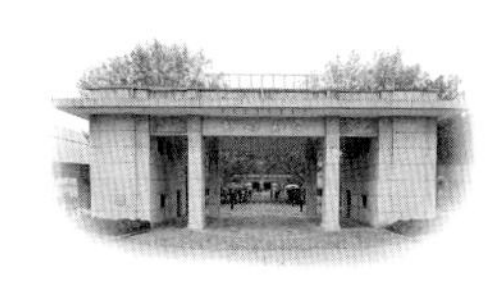

全国大学生基础医学创新论坛暨实验设计大赛获奖情况

项目名称	届数	时间	奖项
痒行为共情的中枢神经机制	第三届	2014 年	一等奖
LCVS1002 诱导大鼠视网膜变性	第三届	2014 年	二等奖
构建果蝇疾病模型研究胶质细胞对神经退化的作用机制	第三届	2014 年	三等奖
人源脂肪干细胞治疗小鼠脊髓损伤的研究	第三届	2014 年	鼓励奖
抗烯醇化酶 Eno1 单克隆抗体在抗真菌感染中的研究	第四届	2016 年	一等奖
GMFB 在糖尿病视网膜病变中神经变性的作用机制	第四届	2016 年	二等奖
食蟹猴脂肪间充质干细胞亚群分离以及对大鼠视网膜退行性疾病的治疗作用	第四届	2016 年	三等奖
近红外纳米荧光探针的合成及其用于肿瘤精准切除的研究项目	第四届	2016 年	三等奖
新的成体神经发生途径的研究	第五届	2018 年	三等奖
MicroRNA-194 在视网膜色素上皮中通过靶向 ZEB-1 抑制上皮-间充质转化	第五届	2018 年	三等奖
cGAS 入核抑制 DNA 修复并促进肿瘤发生的机制研究	第五届	2018 年	三等奖
脂肪干细胞调节巨噬细胞极性促进感染性糖尿病溃疡伤口修复的机制研究	第五届	2018 年	三等奖

四、附属医院

附属医院重建以来数量不断增加，依托大学及医学院的支持，其医疗能力、教学能力和科研能力都得到了迅速提高。

2000 年，附属甘泉医院更名为同济医院。

2002 年，吸纳上海市东方医院成为同济大学附属医院。

2004 年，附属铁路医院更名为上海市第十人民医院。

2005 年，吸纳上海市肺科医院成为同济大学附属医院。

2006 年，上海市第一妇婴保健院成为同济大学附属第一妇婴保健院。

2013 年，上海市杨浦区中心医院成为同济大学附属杨浦医院。

2018 年，同济大学附属养志康复医院正式去筹，成为上海首家大学附属康复医院。

同济医学特色化——附属医院专科特色(14家)

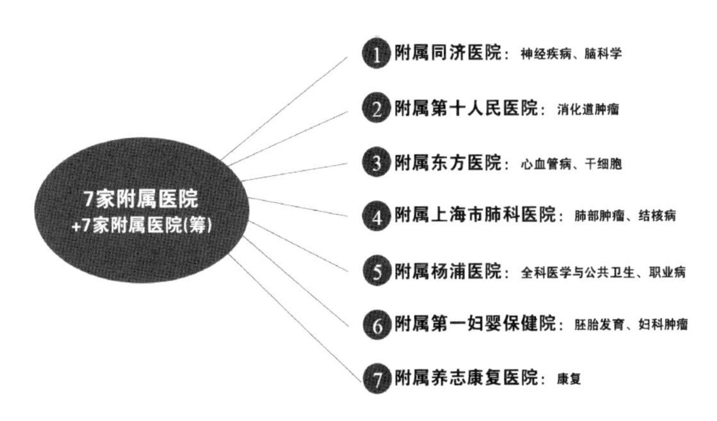

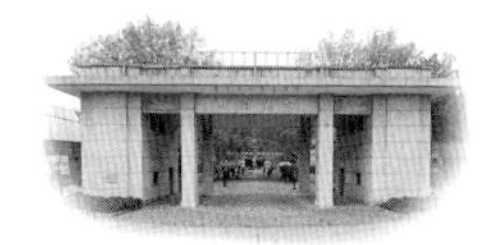

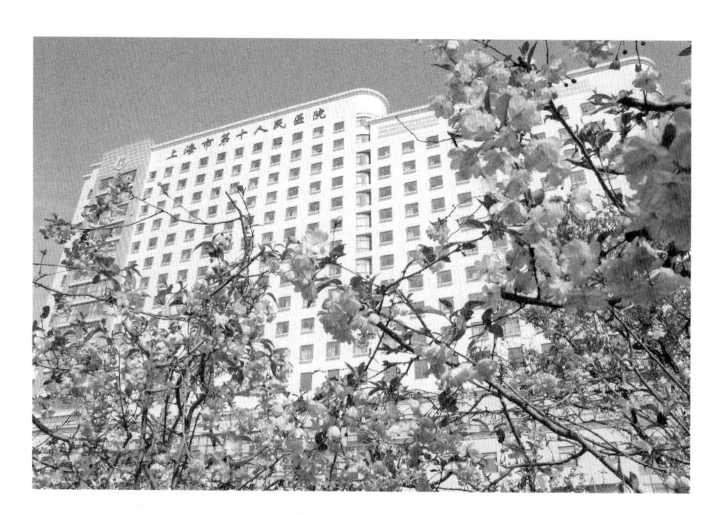

附属第十人民医院

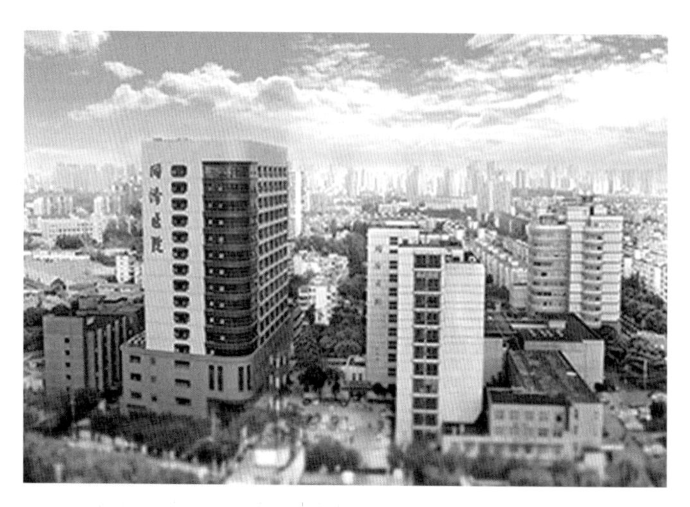

附属同济医院

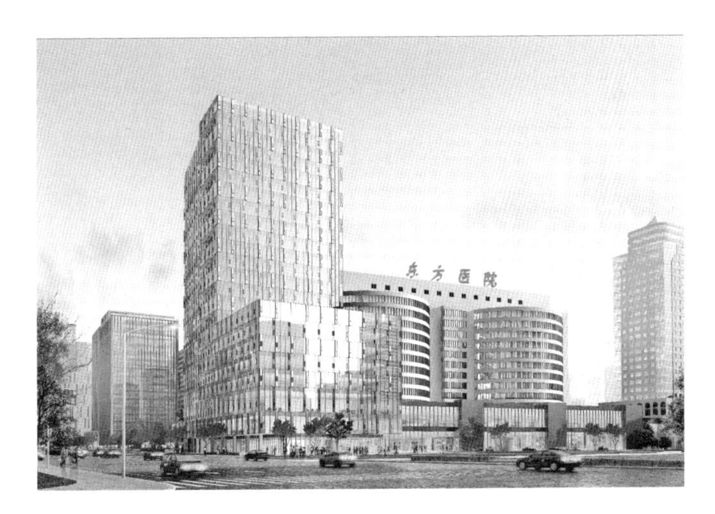

附属东方医院

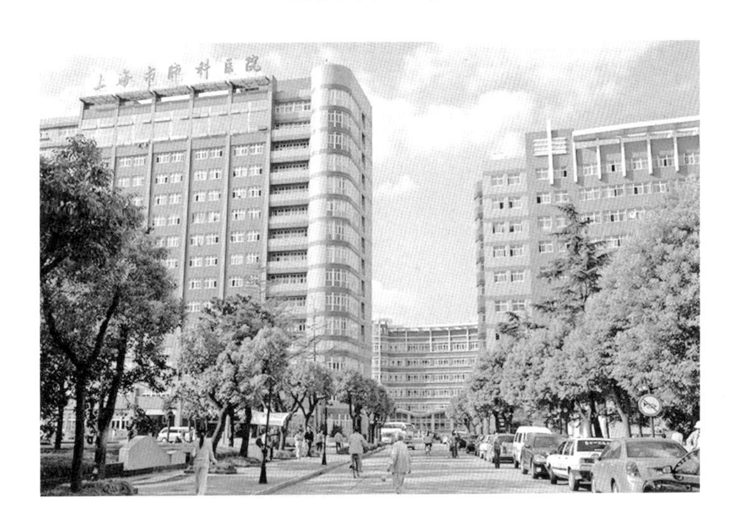

附属上海市肺科医院

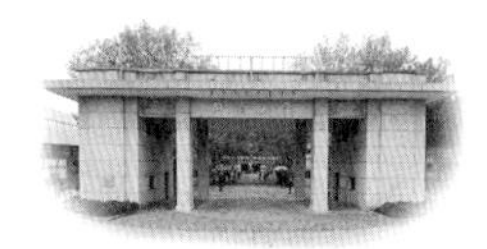

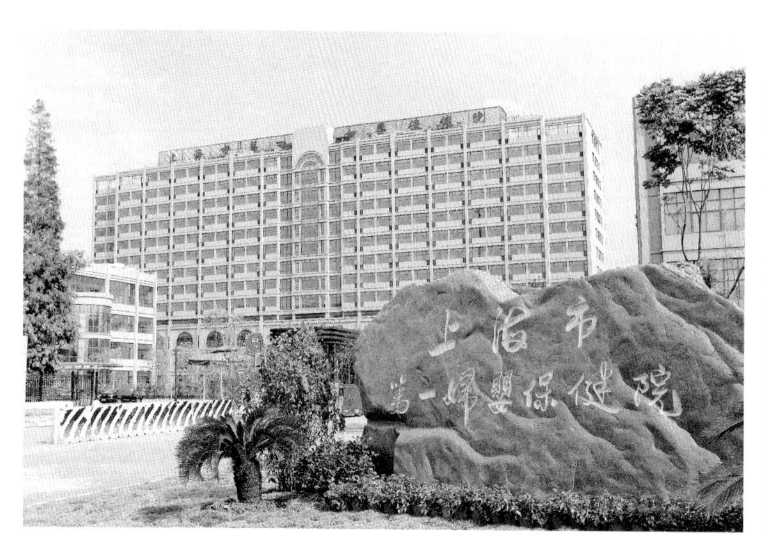

附属第一妇婴保健院

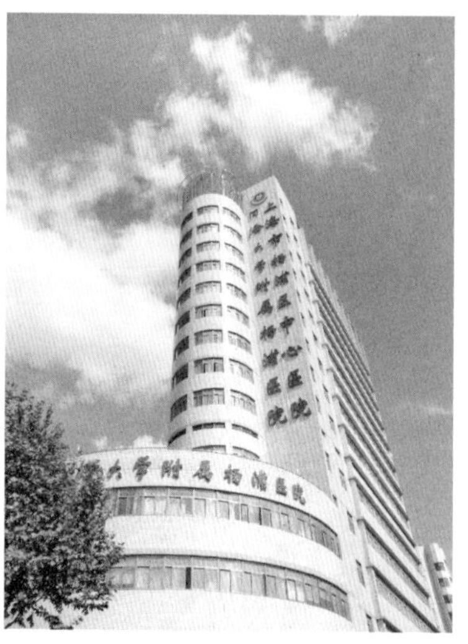

附属杨浦医院

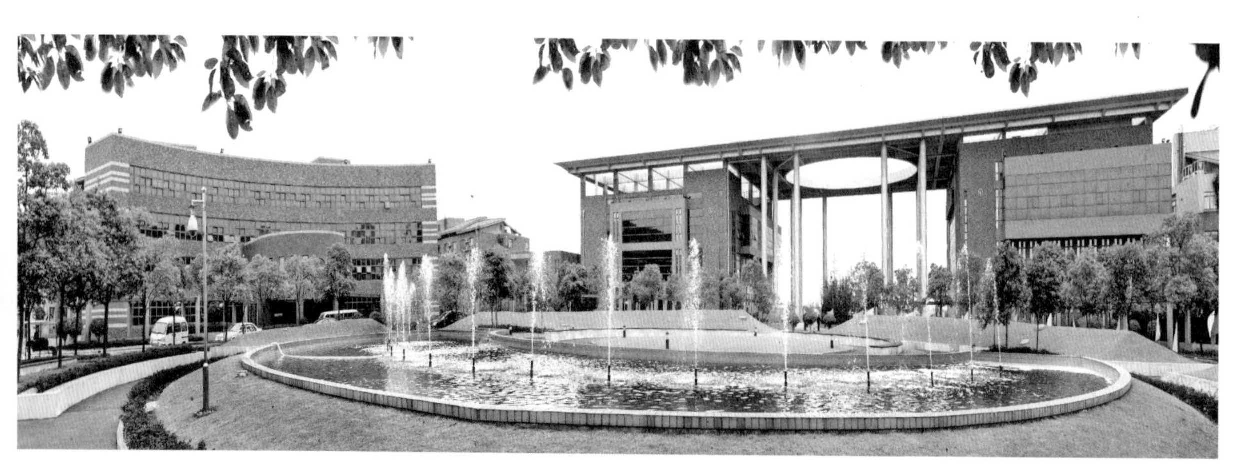

附属养志康复医院

截至 2019 年 1 月,正在筹建中的附属医院有:

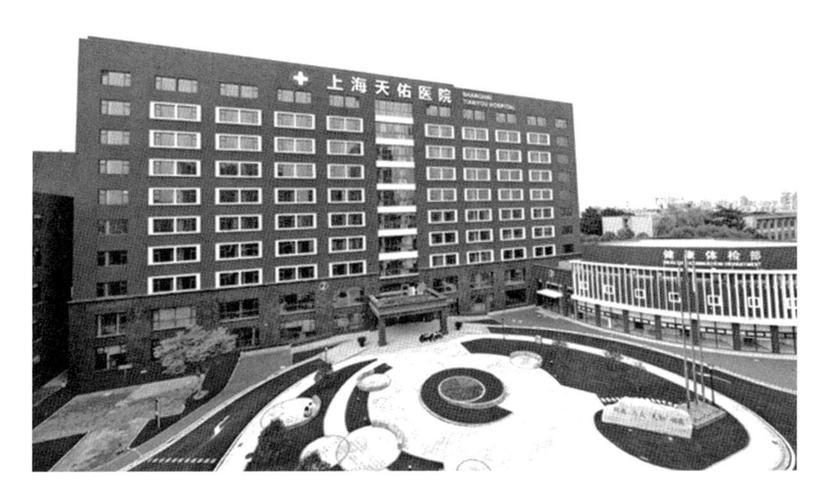

附属天佑医院(筹)

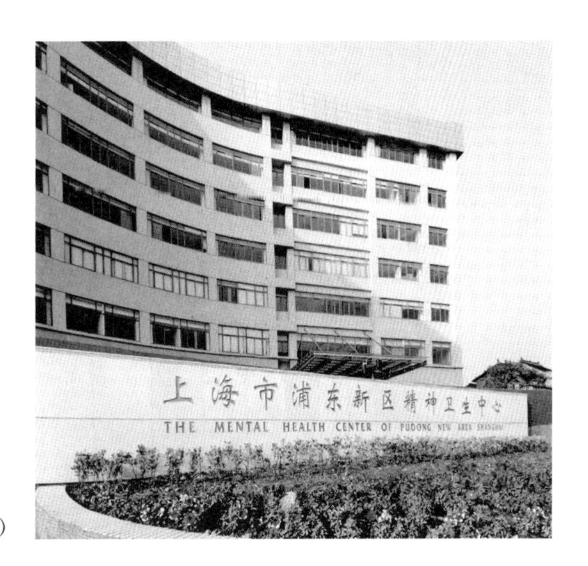

附属浦东精神卫生中心(筹)

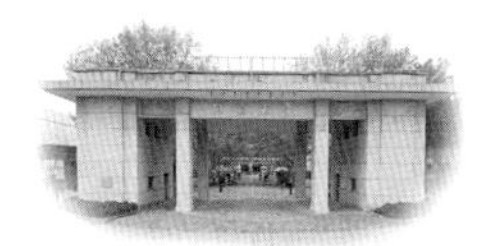

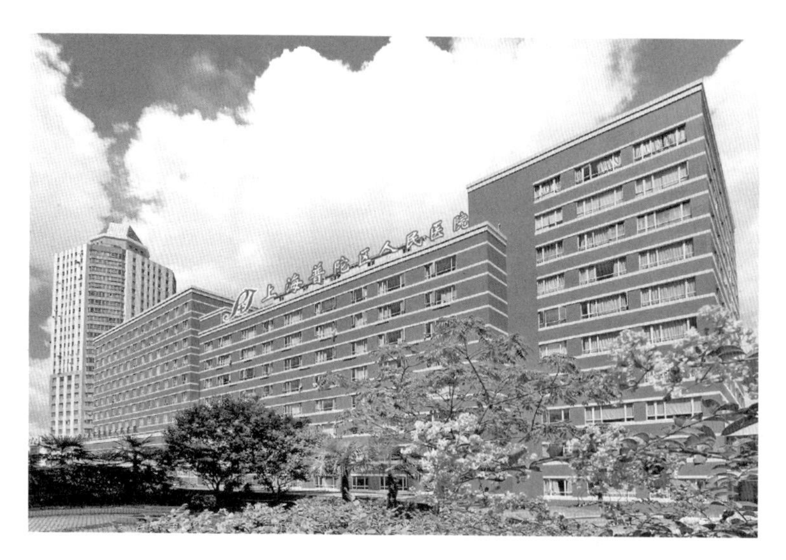

附属普陀人民医院(筹)

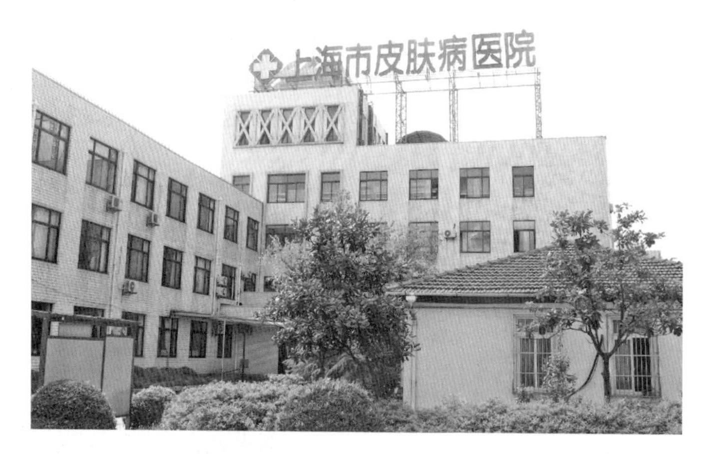

附属皮肤病医院(筹)

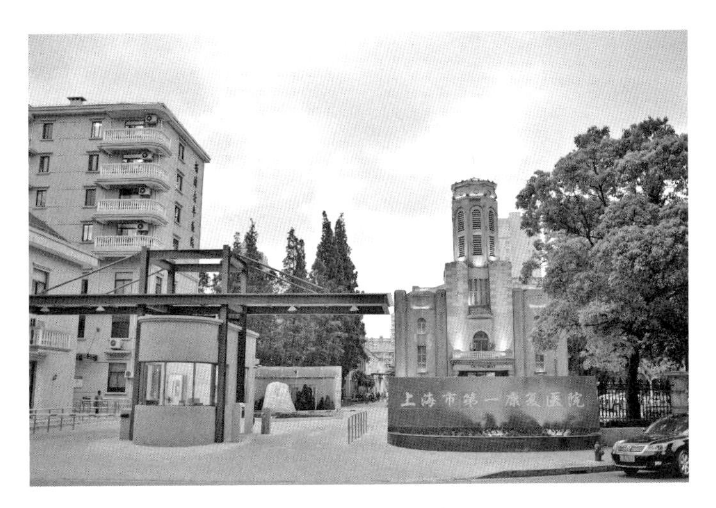

附属康复医院（筹）

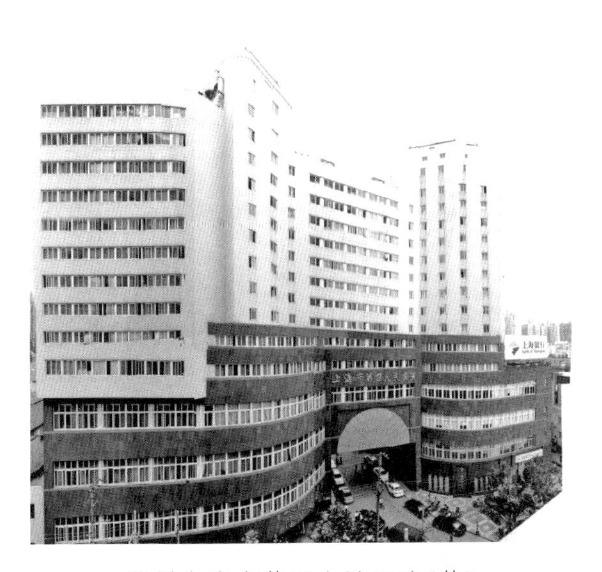

附属上海市第四人民医院（筹）

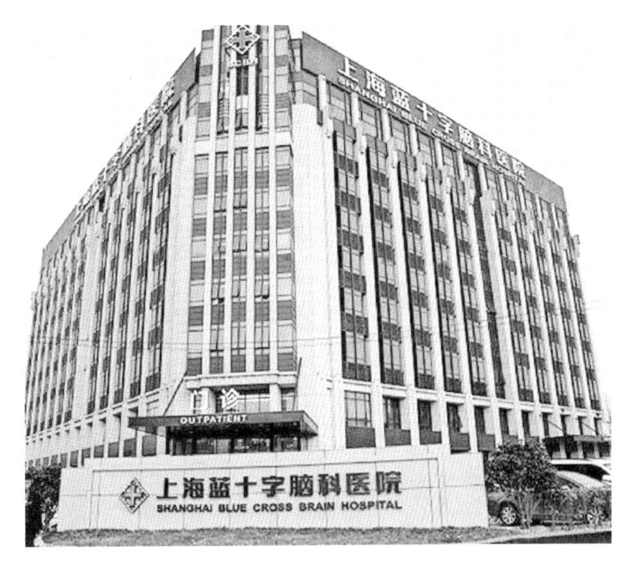

附属脑科医院（筹）

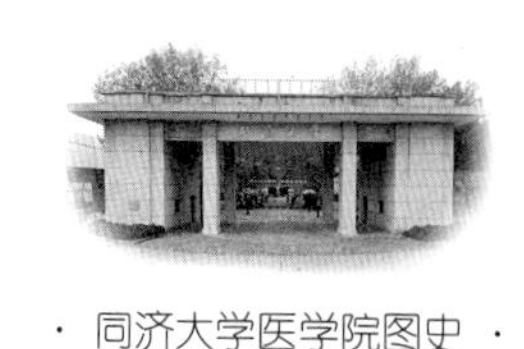

五、菁英萃实

医学院现有教师系列高级职称在职人员 394 名(含附属医院及同济大学转化医学高等研究院),2019 年,具有研究生招生资格的学术型硕士生导师 408 人,专业型硕士生导师 412 人,学术型博士生导师 251 人,专业型博士生导师 168 人。

同济大学医学院代表性人才情况表

人才荣誉(奖励)	人次	名单
两院院士	2	陈义汉(2015)科学院院士,Barry J. Marshall (2011)工程院外籍院士
长江学者奖励计划特聘教授	2	陈义汉(2005),戈宝学(2014)
国家杰出青年基金获得者	6	潘卫庆(2002),陈义汉(2004),戈宝学(2005),丁玉强(2005),王平(2016),徐辉雄(2017)
863 首席科学家	2	刘中民(2007),周彩存(2008)
973 首席科学家	6	戈宝学(2011),章小清(2011),陈义汉(2012),徐国彤(2012),毛志勇(2012)、郑加麟(2013)
重大研发计划首席科学家	11	程黎明(2016),左为(2017),徐亚伟(2017),王培军(2017),陈强(2017),戈宝学(2017),梁爱斌(2017)、靳令经(2018)、章小清(2018)、李强(2018),段涛(2018)
卫生部有突出贡献的中青年专家	7	王乐民(1998),赵旭东(2002),陈义汉(2004),姜格宁(2008),徐国彤(2012),程黎明(2016),梁爱斌(2017)

（续表）

人才荣誉（奖励）	人次	名单
国务院政府特殊津贴	25	吴文源（1992），李永渝（1996），刘中民（1998），盛敏杰（2000），王乐民（2000），黄远亮（2002），肖和平（2002），陈义汉（2003），李智（2005），姜格宁（2006），丁玉强（2008），程忠平（2009），万小平（2012），周彩存（2014），秦环龙（2014），刘占举（2014），胡海（2015），段涛（2016），戈宝学（2016），程黎明（2016），梁爱斌（2016），宋纯（2006），杨玉龙（2016），陈昶（2018），徐亚伟（2018）
百千万人才工程	7	陈义汉（2006），丁玉强（2007），刘占举（2009），秦环龙（2015），程黎明（2015），荆志成（2016），梁爱斌（2017）
上海市领军人才	17	陈义汉（2005）、刘中民（2010）、荆志成（2010）、周平玉（2011）、秦环龙（2012）、范慧敏（2012）、姜格宁（2013）、万小平（2013）、周彩存（2014）、梁爱斌（2014）、程黎明（2015）、陈昶（2015）、金莉萍（2015）、徐金富（2016）、于德华（2017）、曲伸（2017），王平（2018）
青年拔尖人才支持计划	1	徐俊（2013）
国家自然科学基金优秀青年基金获得者	8	袁健（2012），罗坤甜（2013），王平（2014），张鹏（2016），贾鑫明（2016），毛志勇（2016）、项耀祖（2018）、王佳谊（2018）
长江学者奖励计划青年项目	2	左为（2015），贾鑫明（2016）
另有国家“千人计划”8 人，上海“千人计划”12 人，“青年千人计划”9 人		

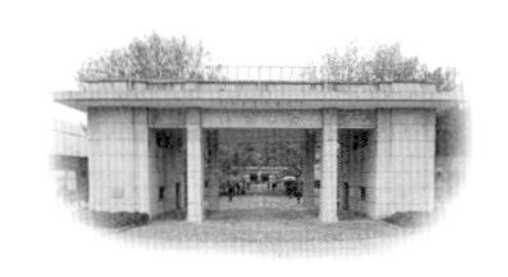

六、文化建设

“与祖国同行，以科教济世”，医学院秉承“精诚济世，明道致远”的办学理念，形成有情怀、有担当、有素质的文化氛围。各类校园文化活动在“梦自医始”的憧憬中蓬勃展开，俨若新开辟了又一座大课堂，对提升医学生们的人文素养和专业素质大有裨益。

（一）人文教育

大师讲座。学院积极探索以多种形式开展医学人文教育，在培养医学生的职业精神的同时，促进科学精神和人文精神的融合。同时教育和引导学生感恩他人，培育学生爱国爱校情怀，扎实推进文化育人工作，切实提升文化育人实效性。

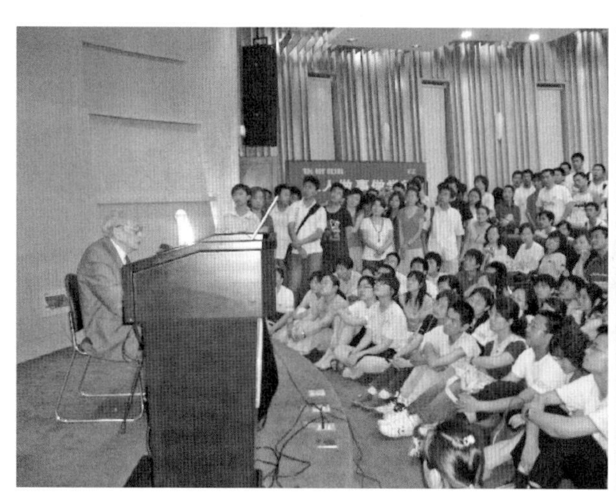

同济百年校庆时，裘法祖院士为医学院学子做讲座

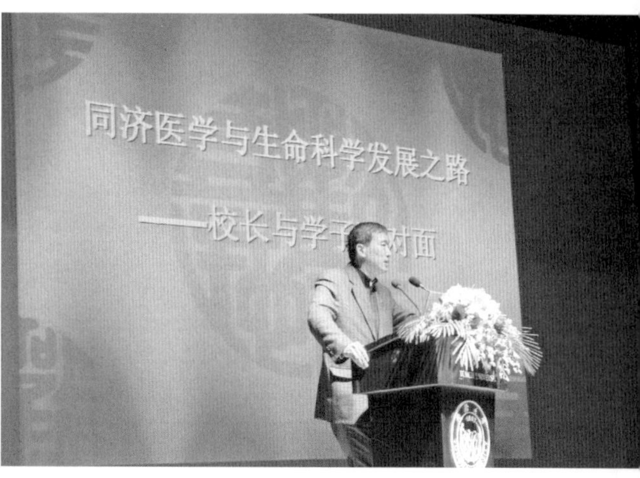

裴钢校长与学子们面对面，畅谈医学与生命科学的发展之路

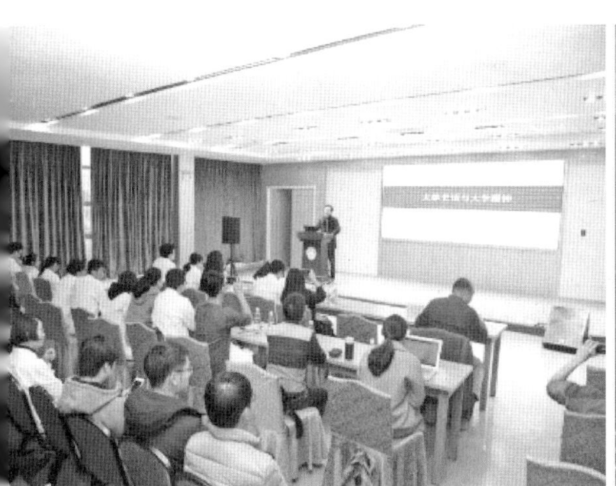

同学大学副校长陈义汉院士做
“大学史话与大学精神”主题讲座

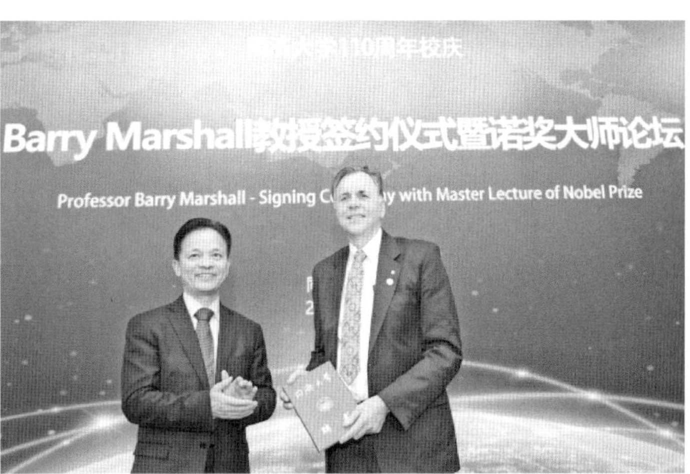

诺贝尔奖获得者巴里·马歇尔
(Barry J. Marshall)来校与师生们交流

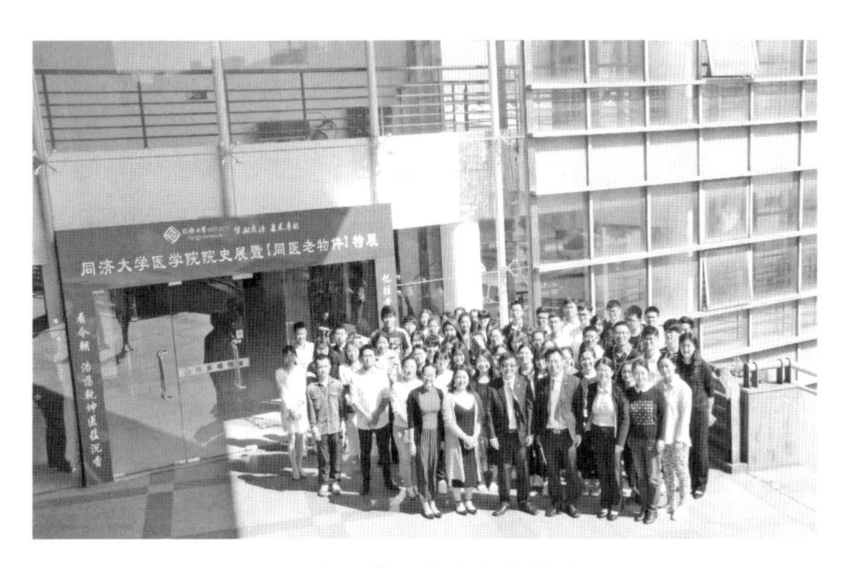

同济大学医学院院史特展

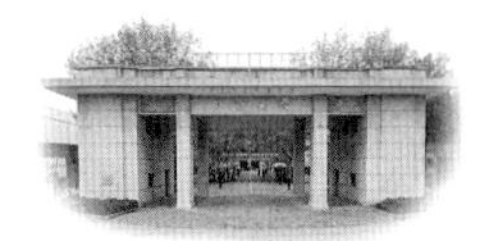

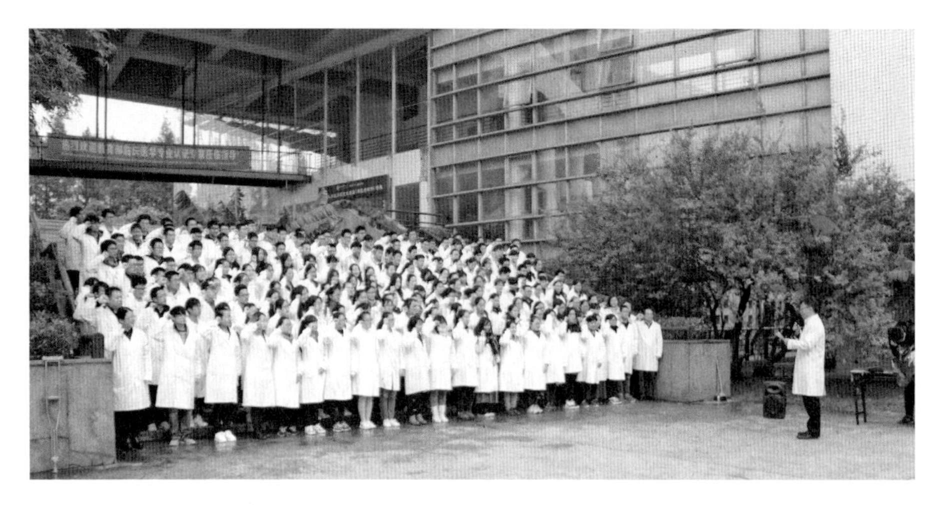

新生白大衣授予仪式

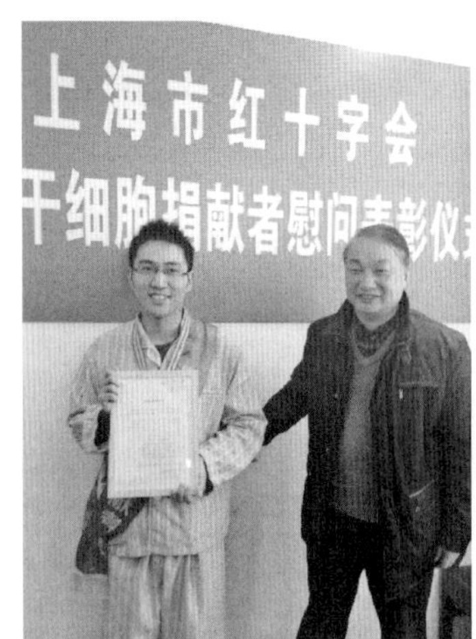

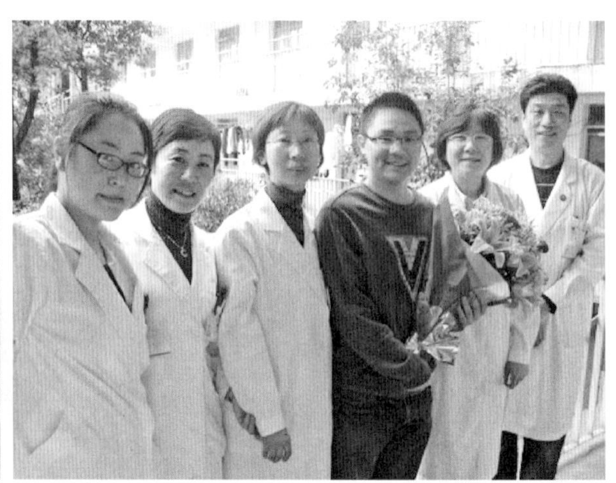

医学院学子赵逸凡、吴名峰捐献造血干细胞救治白血病患者

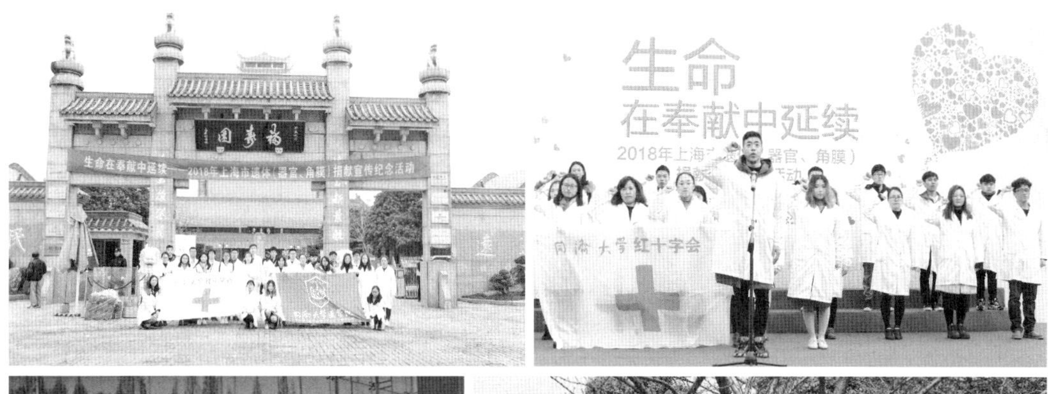

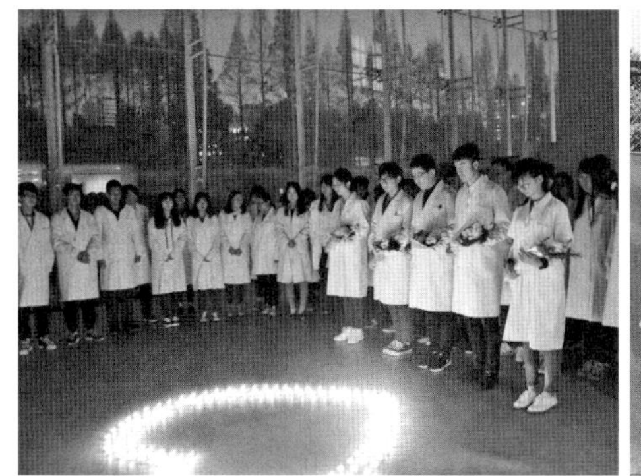

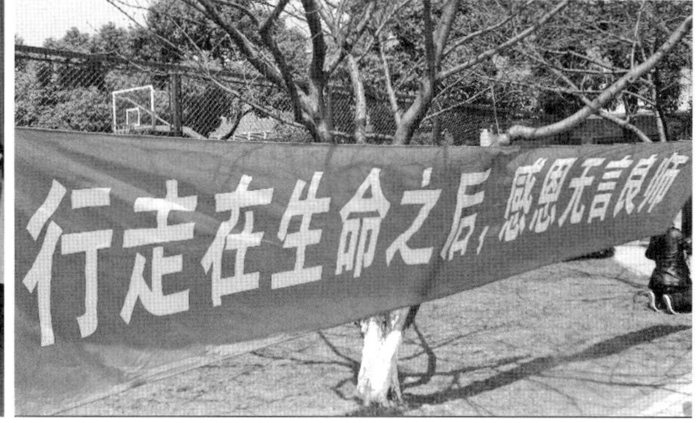

感恩无言良师系列活动

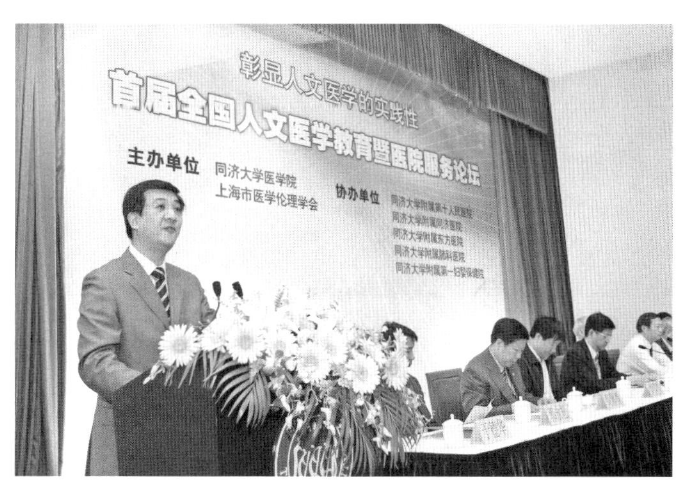

医学院主办首届全国人文医学教育论坛

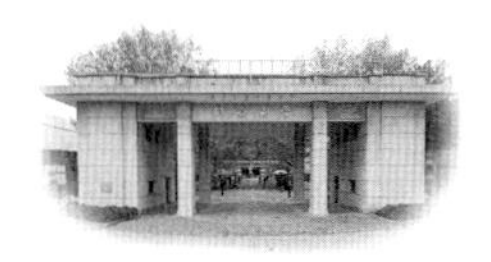

（二）“双创”教育

学院创新创业氛围浓厚，本科生创新实践论坛和研究生科研工作赏评日是学生科研交流的重要平台，激发学生对医学研究的热爱，弘扬严谨求实的科学精神，加强师生之间的学术交流，在学院内营造良好的创新氛围，提升学生的创新能力。同时，鼓励学生参与“挑战杯”全国大学生课外学术科技作品竞赛和创业计划大赛、“互联网＋”大学生创新创业大赛等各类赛事，近年来取得丰硕成果。

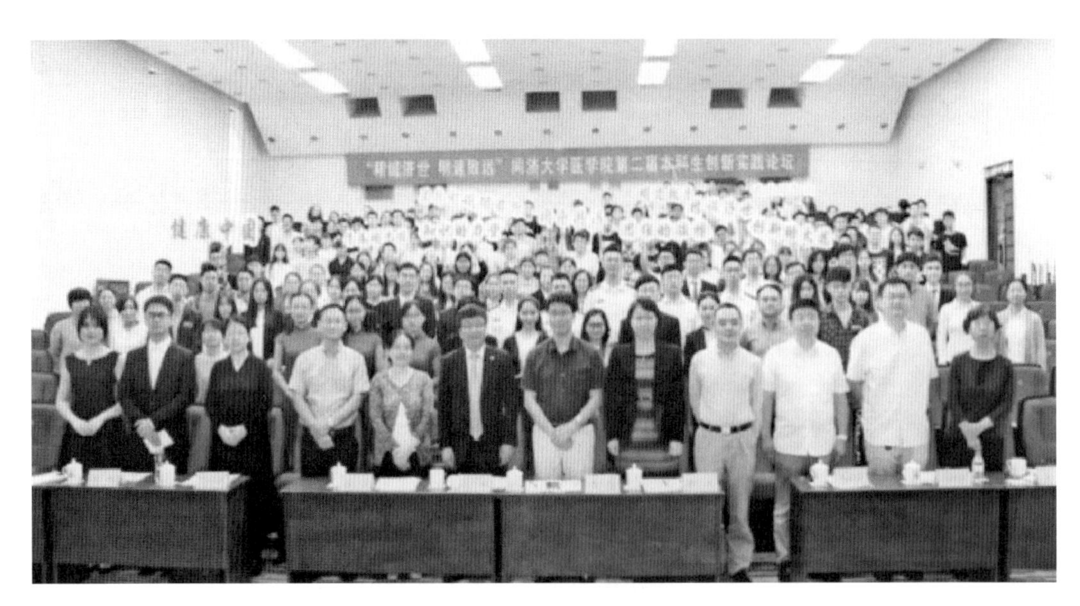

本科生创新实践论坛

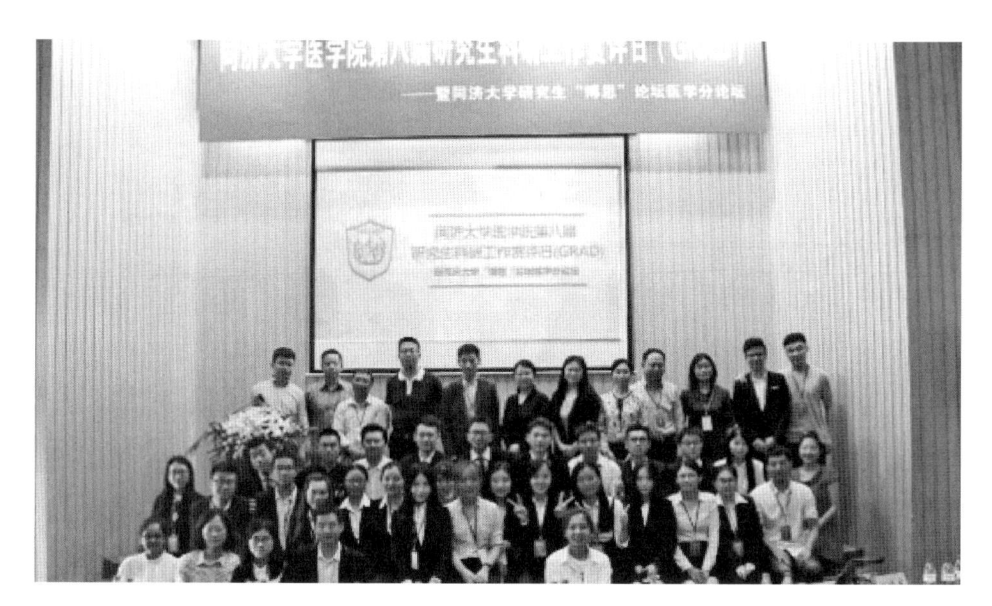

研究生科研工作赏评日

（三）志愿服务

为了培养医学生们的社会责任感和服务意识，医学院开展了多种多样且具有医学特色的志愿者活动，鼓励学生们用自己的专业知识帮助他人，同时在实践中巩固专业知识。在大小赛事、会议中，在社区、街道中，都有同济医学学子热情、忙碌的身影。

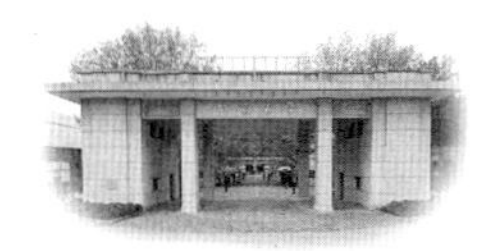

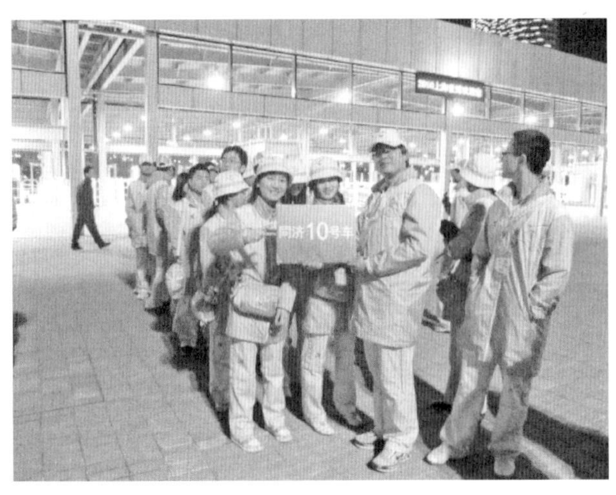

医学院 2010 上海世博会志愿者（“小白菜”）

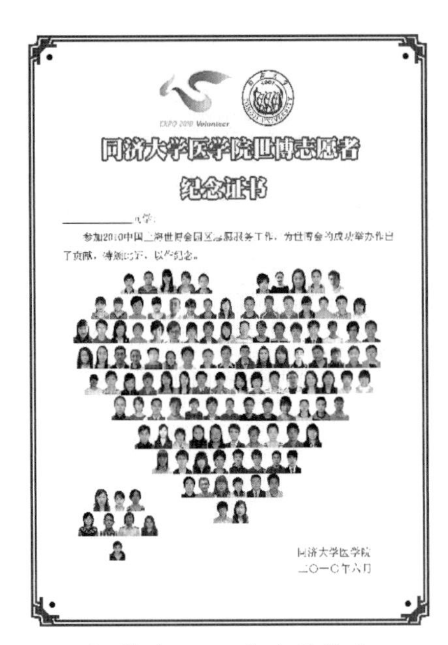

EXPO 2010 Volunteer

同济大学医学院世博志愿者

纪念证书

________同学：

参加2010中国上海世博会园区志愿服务工作，为世博会的成功举办作出了贡献，特颁此证，以作纪念。

同济大学医学院
二〇一〇年六月

医学院 2010 上海世博会志愿者纪念证书

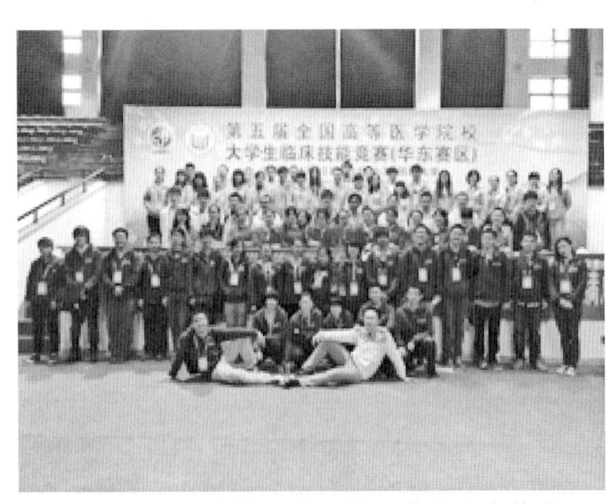

第五届全国高等医学院校大学生临床技能竞赛（华东分区赛）志愿者

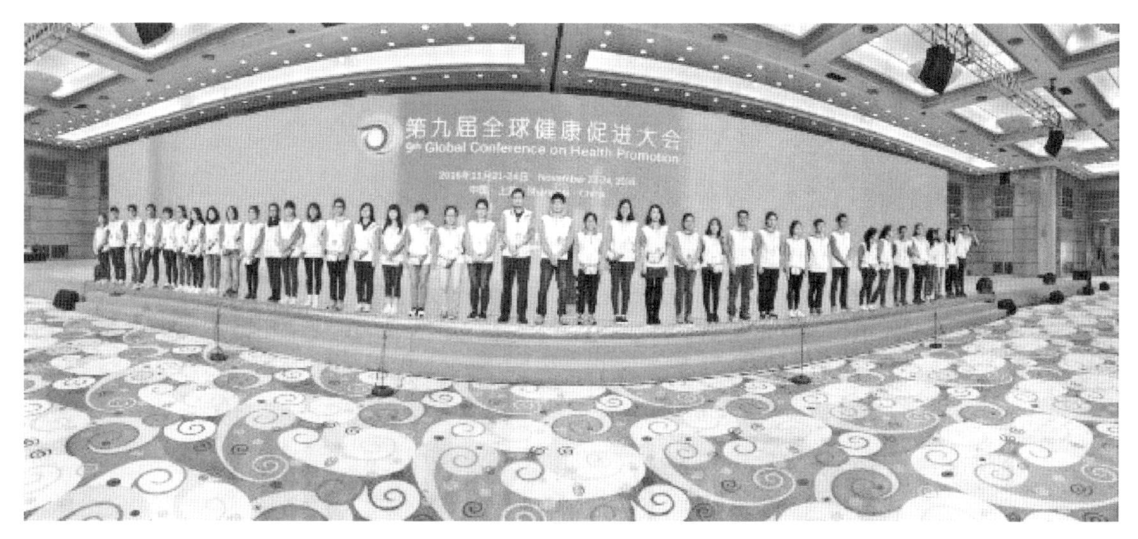

第九届全球健康促进大会志愿者（“小康康”）

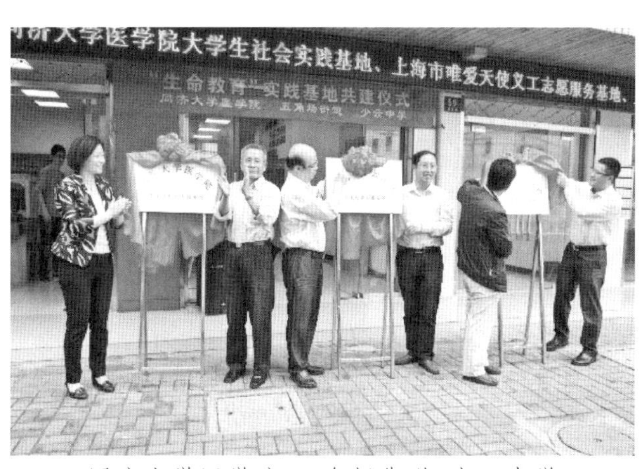

同济大学医学院、五角场街道、少云中学共建“生命教育”社会实践基地

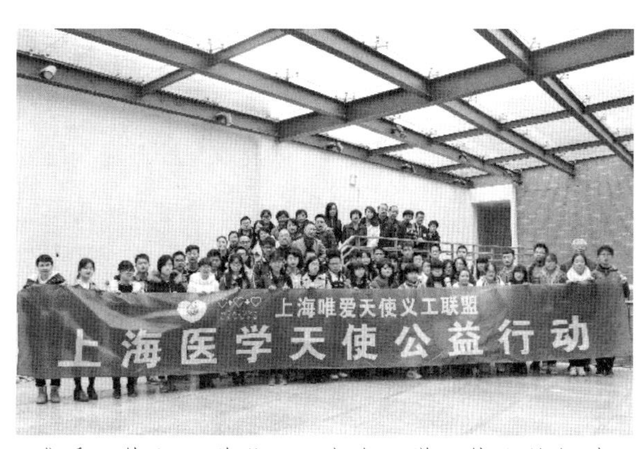

唯爱天使义工联盟——上海医学天使公益行动

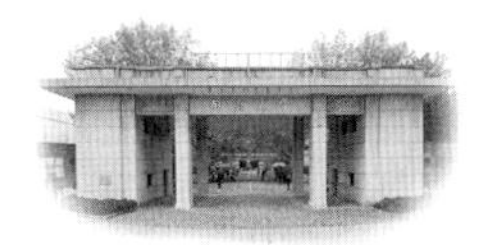

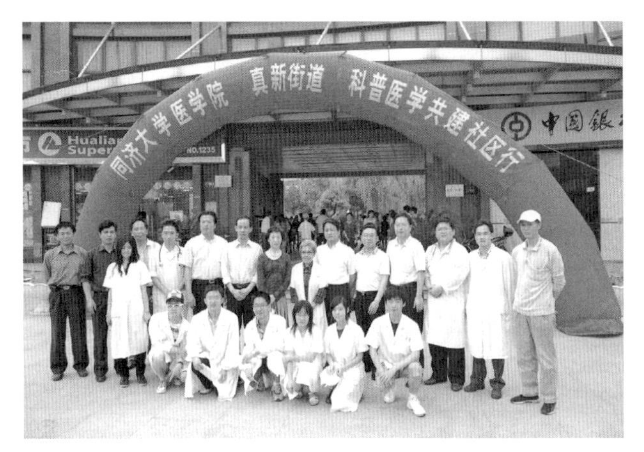

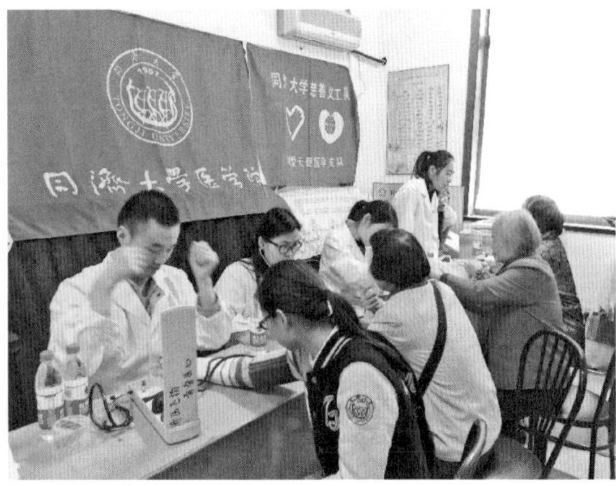

社区医疗咨询

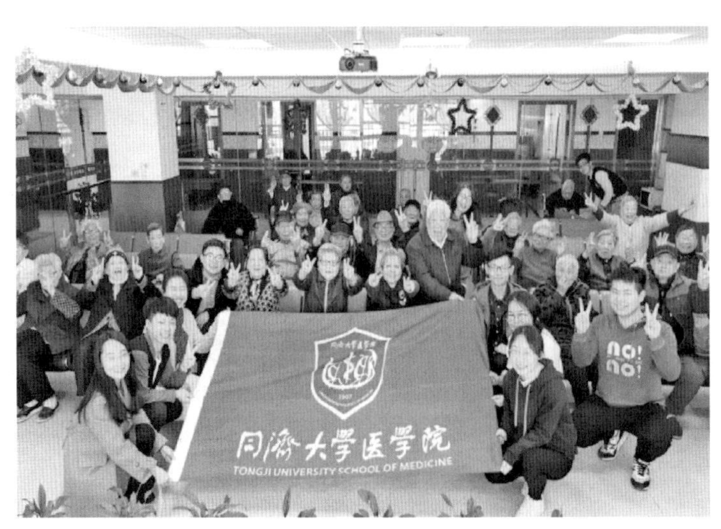

敬老院服务

(四) 社会实践

学院为学生创造了丰富的社会活动机会，结合医学专业特色，在学业之余开展各类实践活动，切实加强实践育人。每逢假期，一支支学生队伍从上海奔赴祖国各地，开展以健康医疗为主题的活动，在实践中思考医者初心。

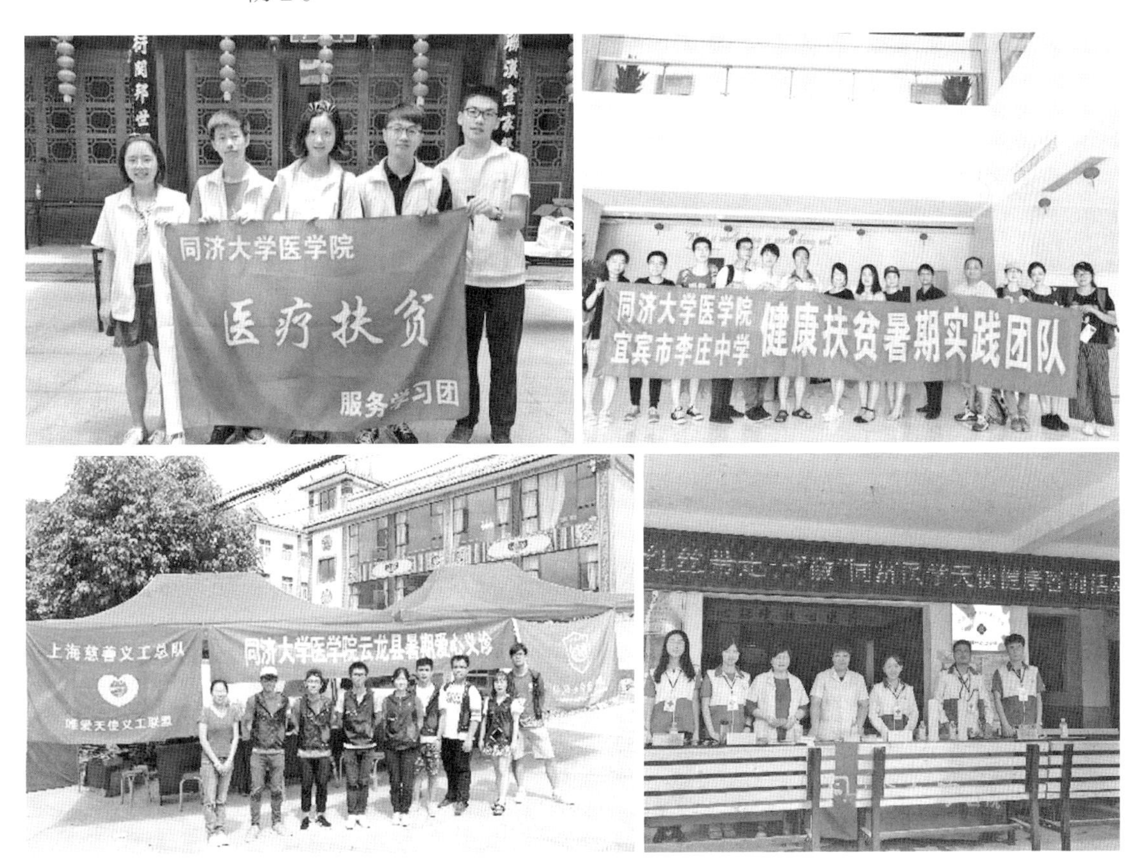

学生实践活动集锦

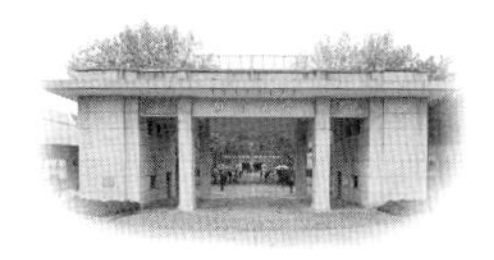

（五）缤纷舞台

学院的文体活动丰富，为广大同学们展示风采提供了多样的平台和广阔的舞台，每年的迎新季和毕业季更是为全体医学生留下了最难忘的温馨回忆。

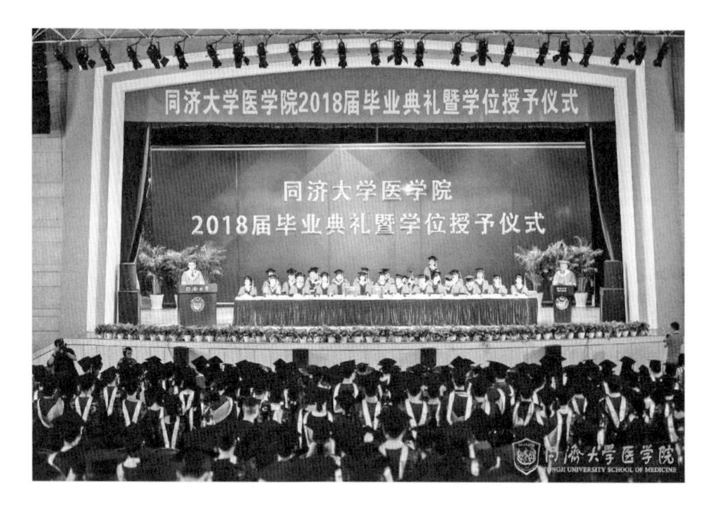

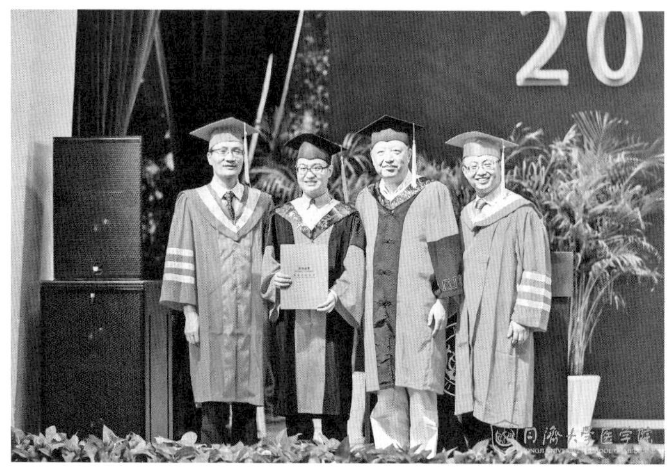

医学院毕业典礼

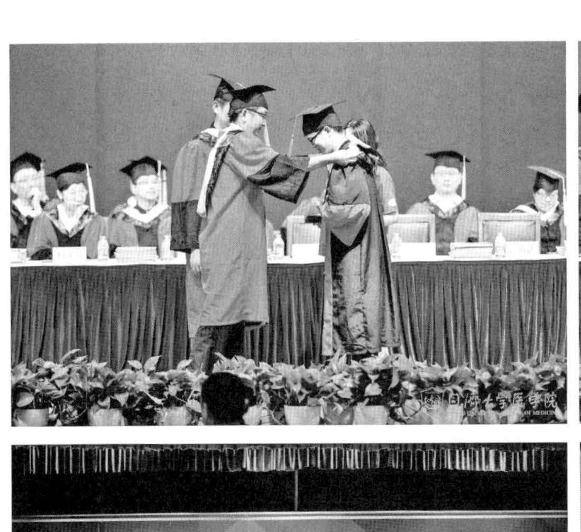

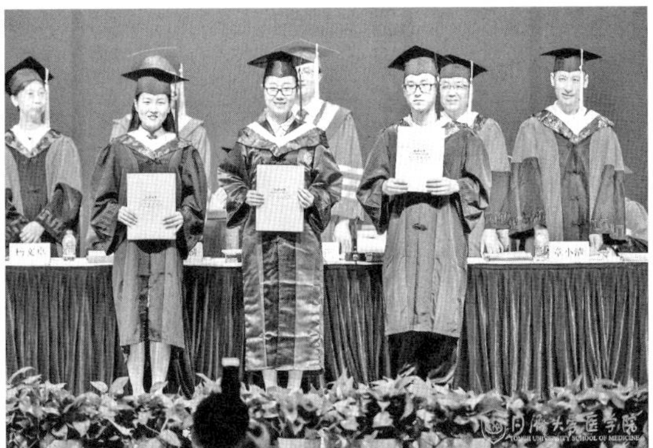

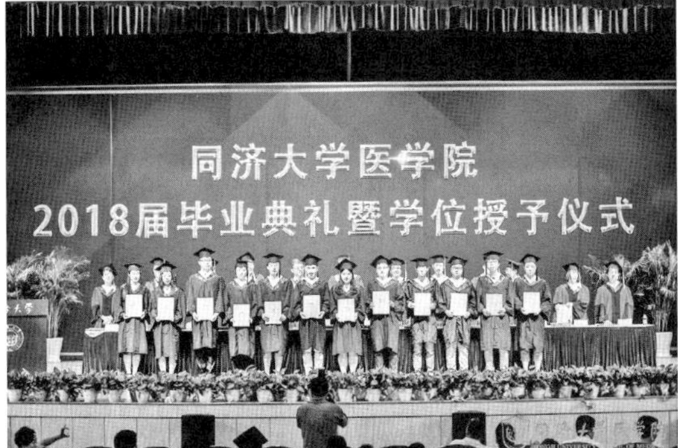

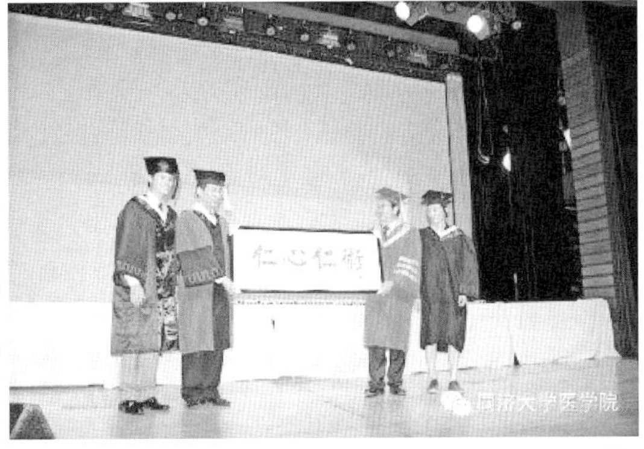

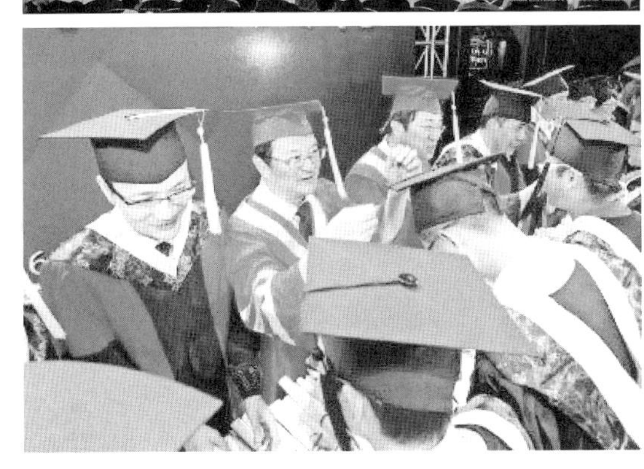

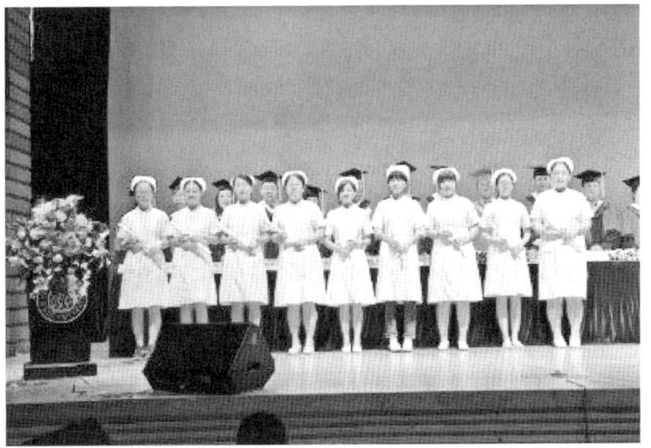

医学院毕业典礼(续)

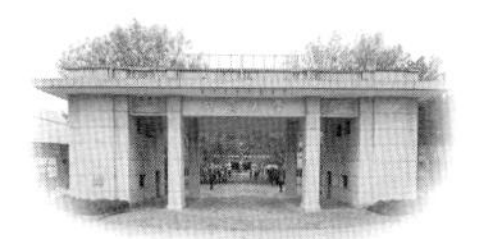

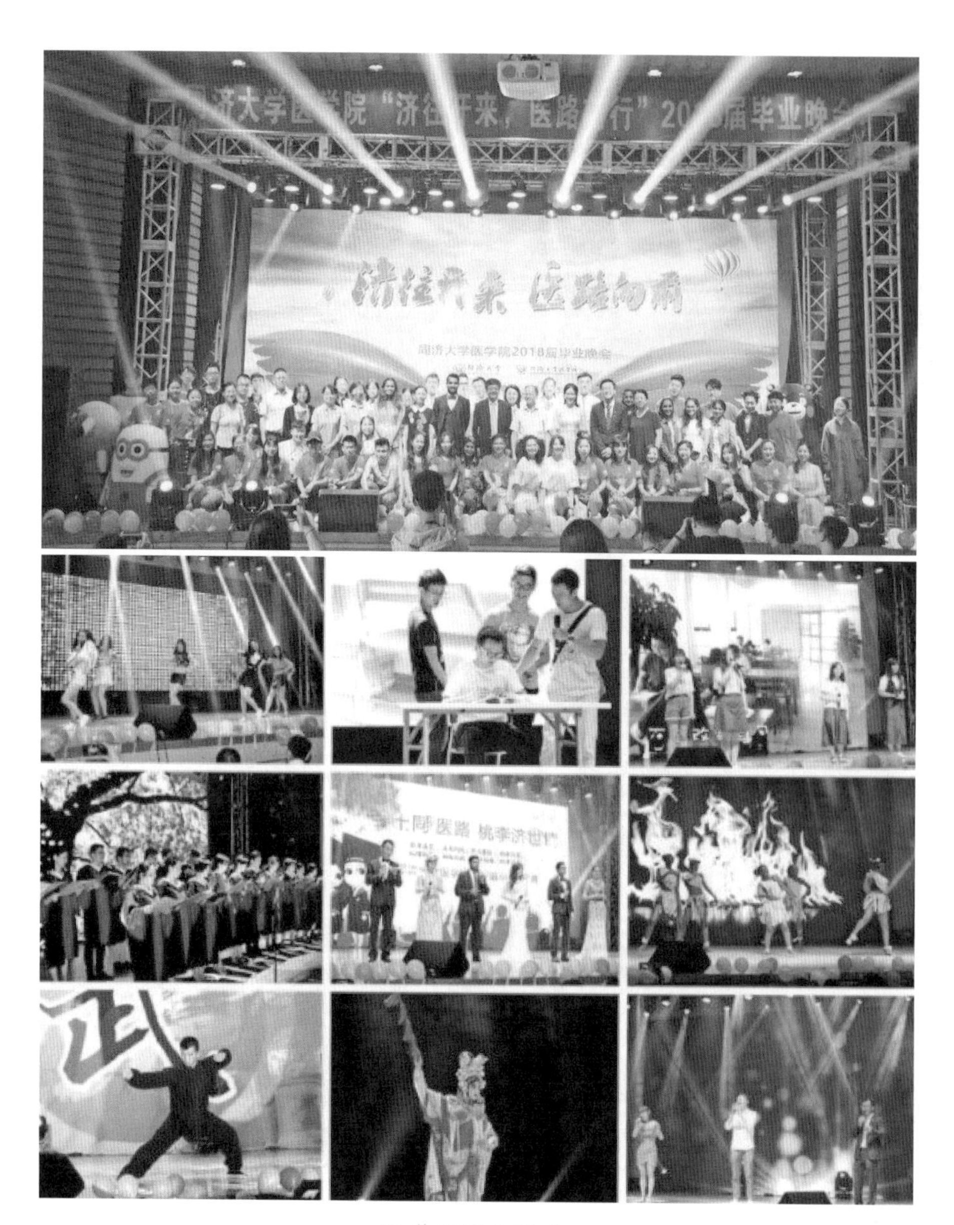

医学院毕业晚会

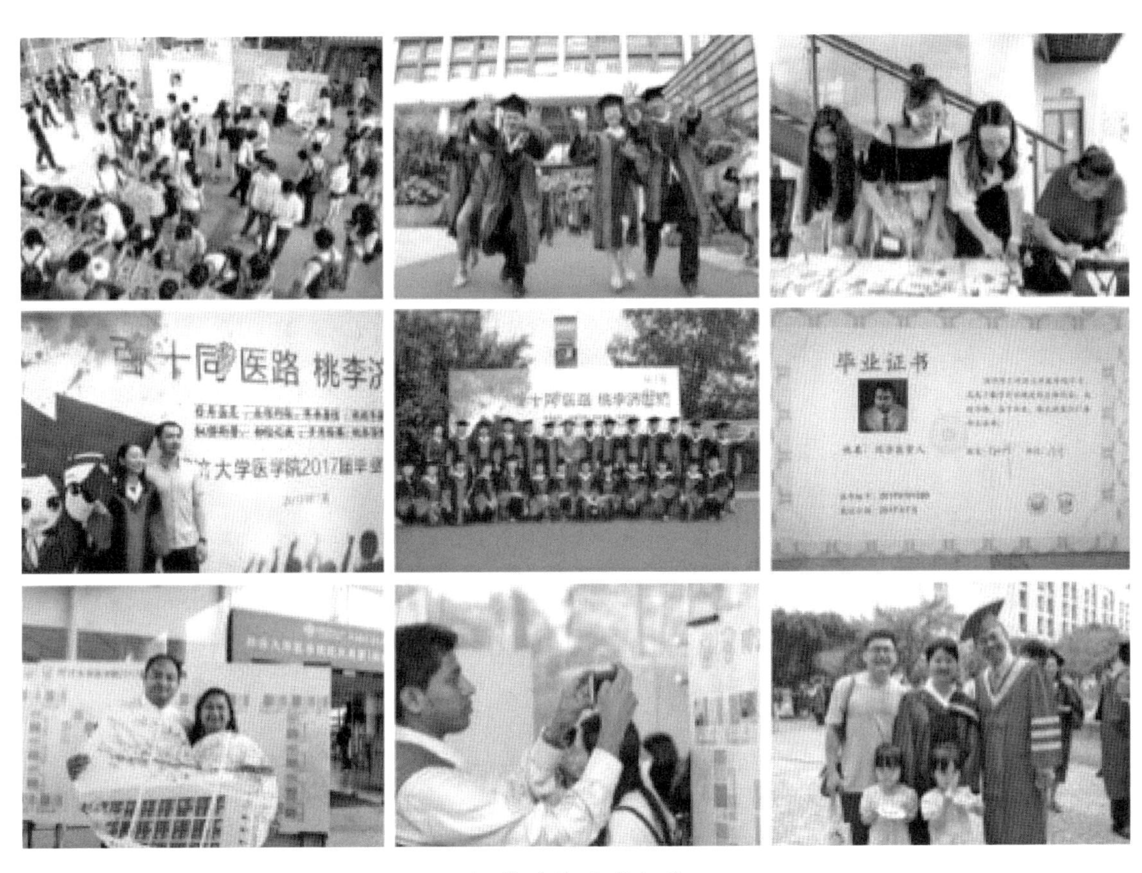

医学院毕业嘉年华

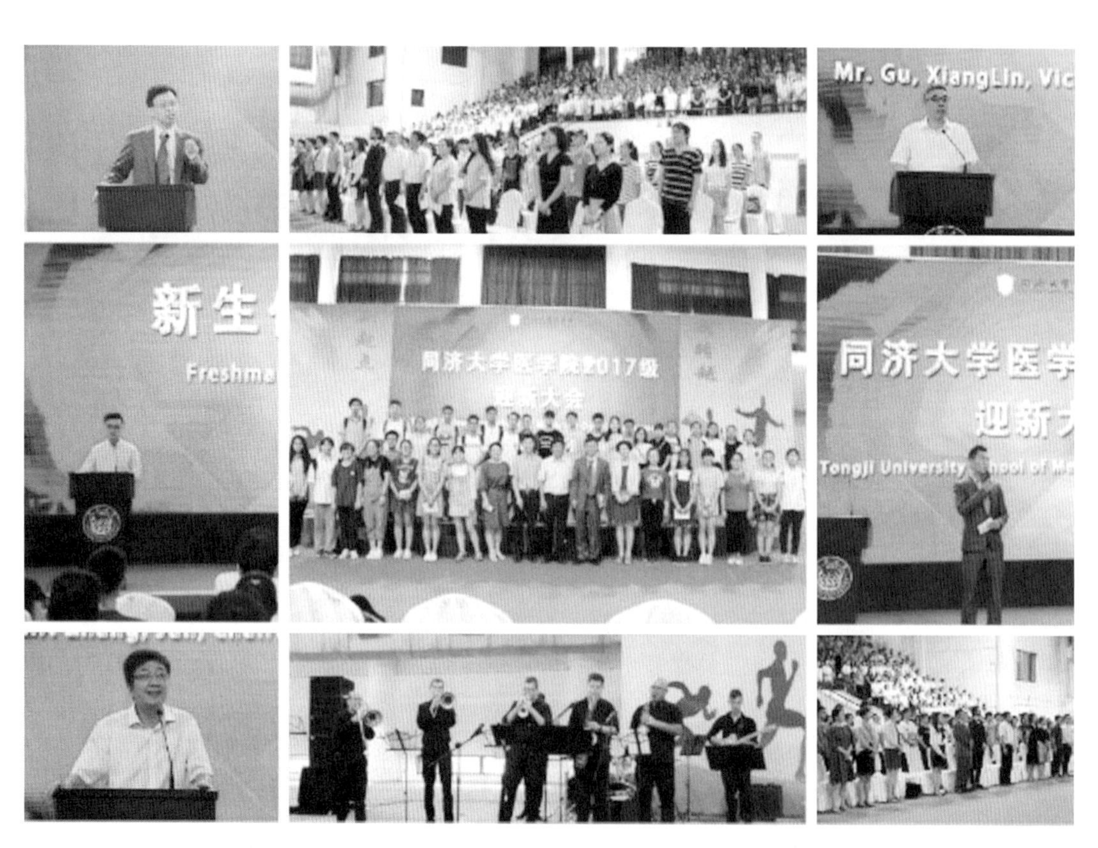
Mr. Gu, XiangLin, Vic
新生
同济大学医学院2017级
迎新大会
同济大学医学
Tongji University

医学院迎新大会

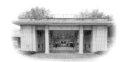

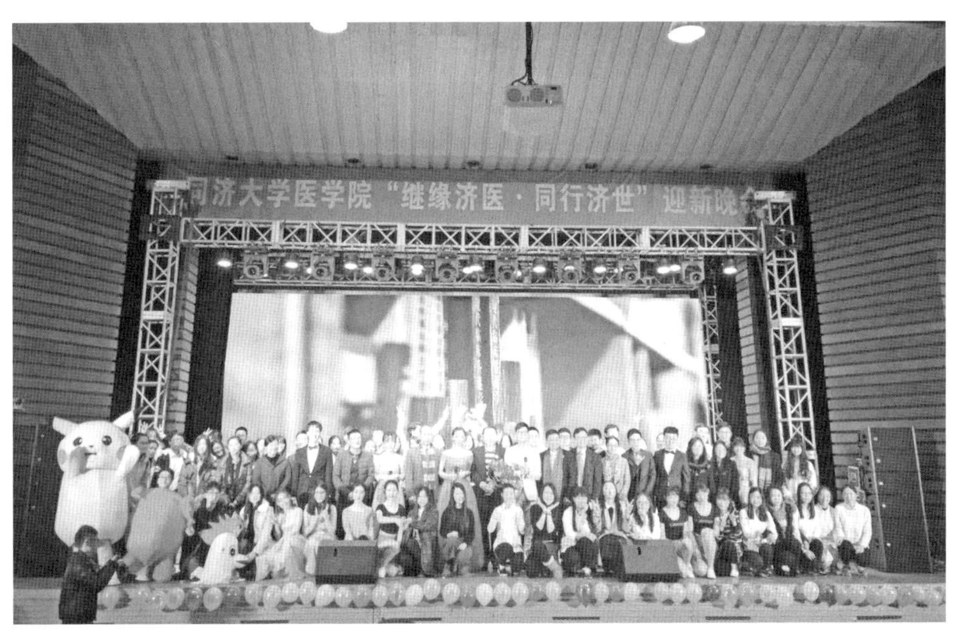
同济大学医学院“继缘济医·同行济世”迎新晚会

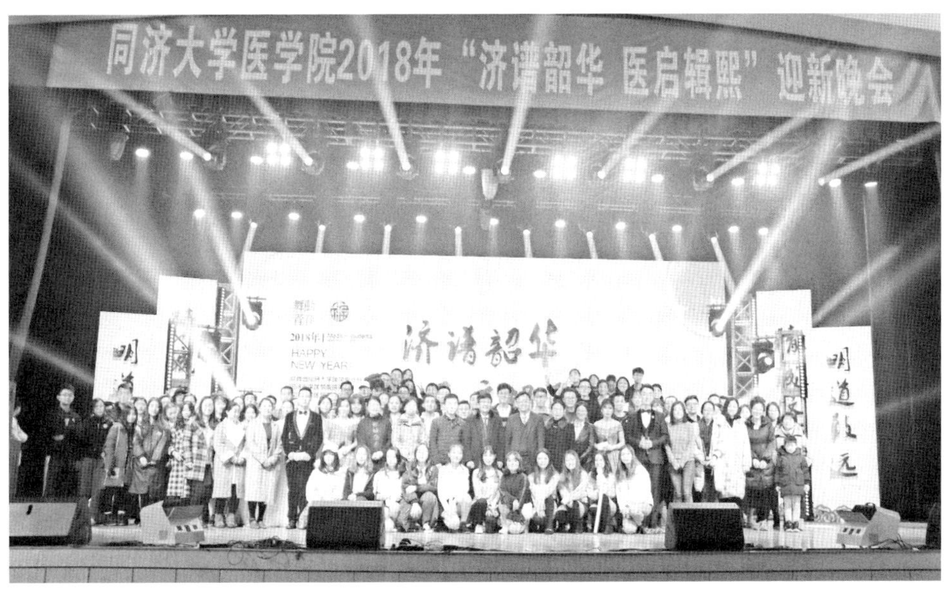
同济大学医学院2018年“济谱韶华 医启辑熙”迎新晚会
HAPPY
NEW YEAR
济谱韶华

医学院迎新晚会

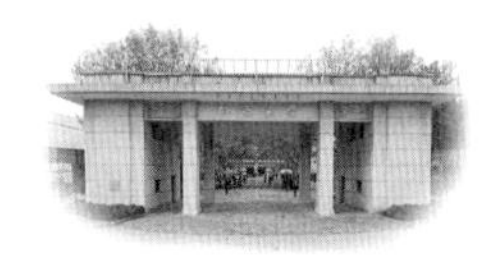

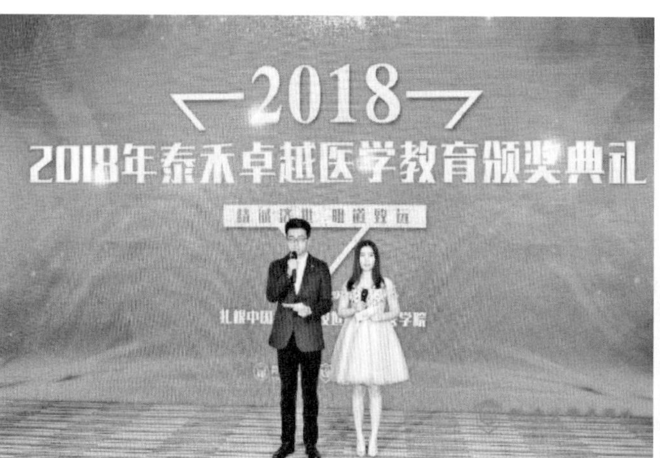

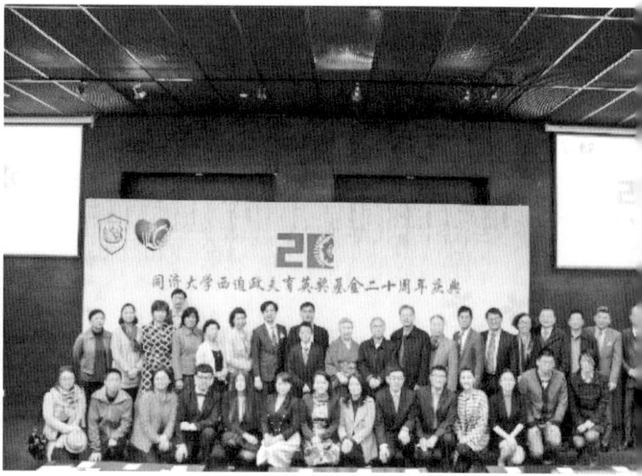

医学院颁奖典礼

七、国际交流

与16个国家和地区的50所大学及科研院所建立了友好合作关系。包括英国基尔大学、谢菲尔德大学，德国慕尼黑大学、马堡大学，瑞典林雪平大学，美国康奈尔大学、南加州大学、内布拉斯加大学医学中心等知名学府。涉及师资培训、学生培养、科研学术合作等方面。

（一）输出

教师层面有教师海外进修、赴国外参加讲课及指导实验课等，医学院教师近5年共334人次出国学习。

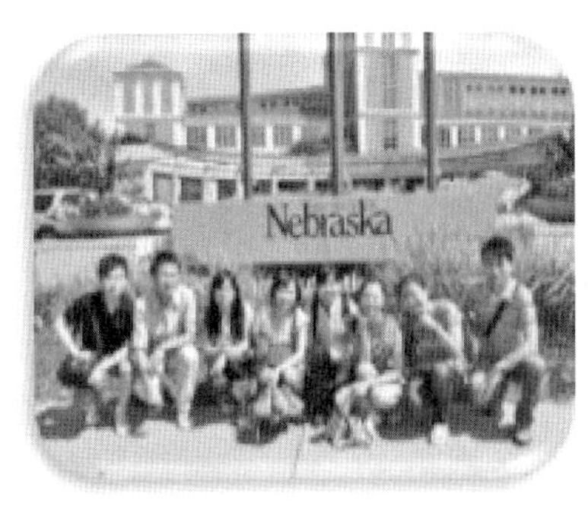

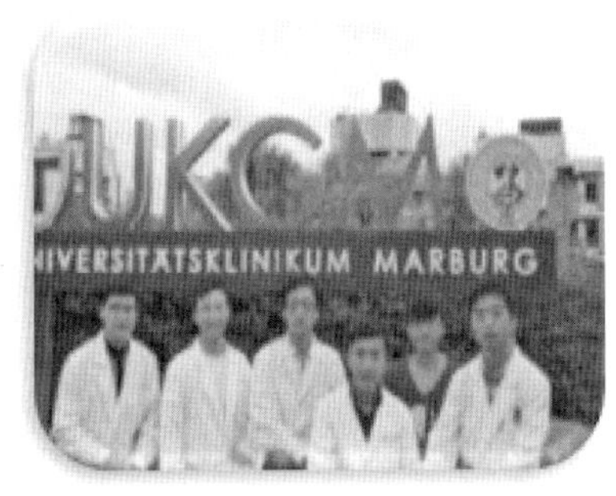

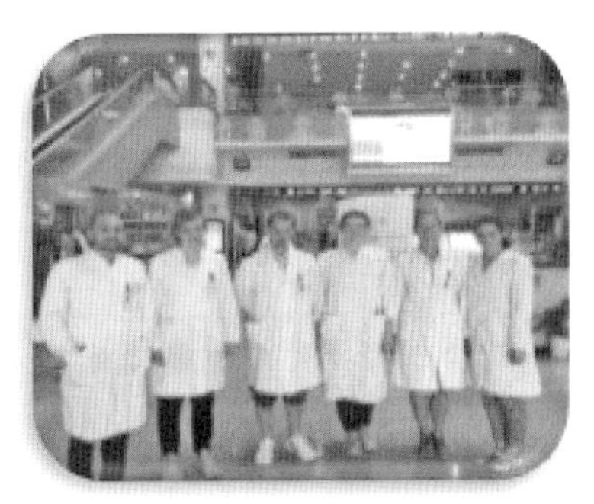
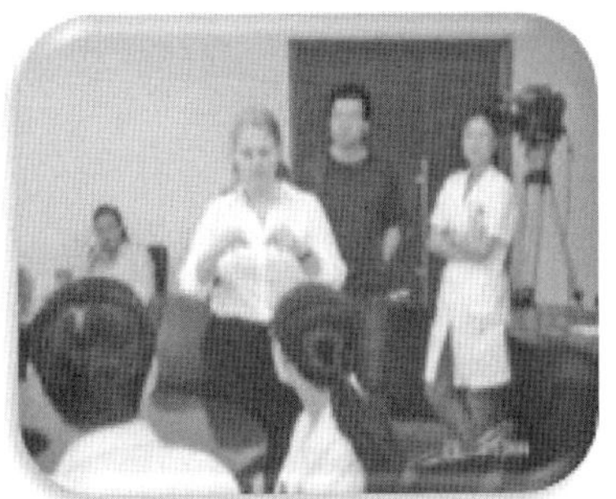
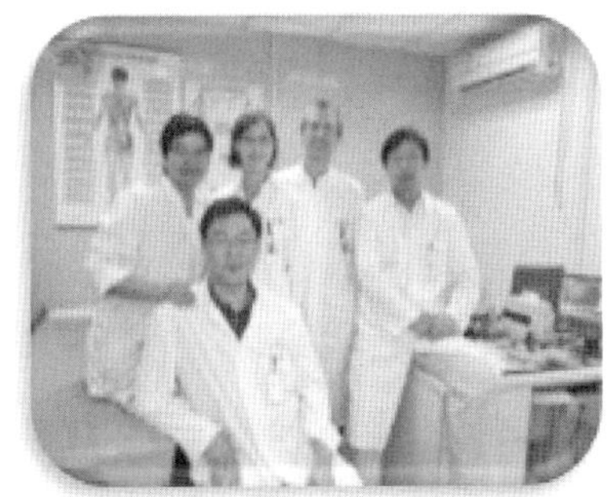
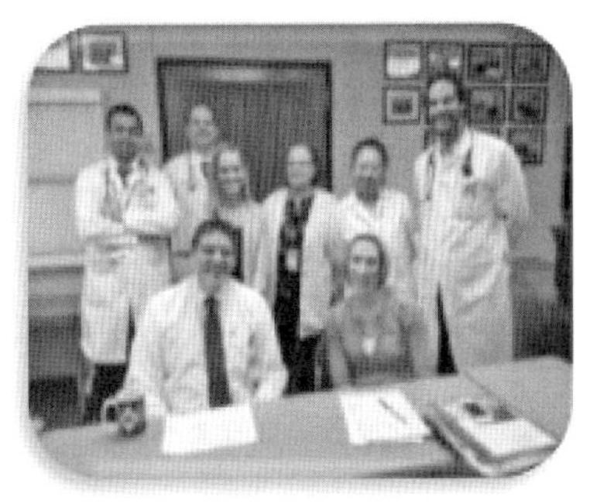
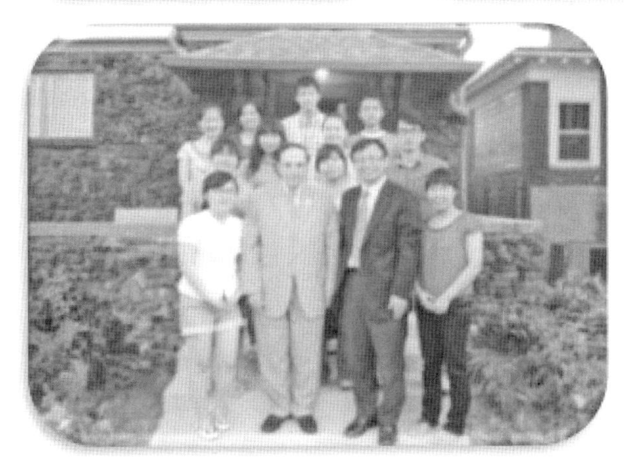
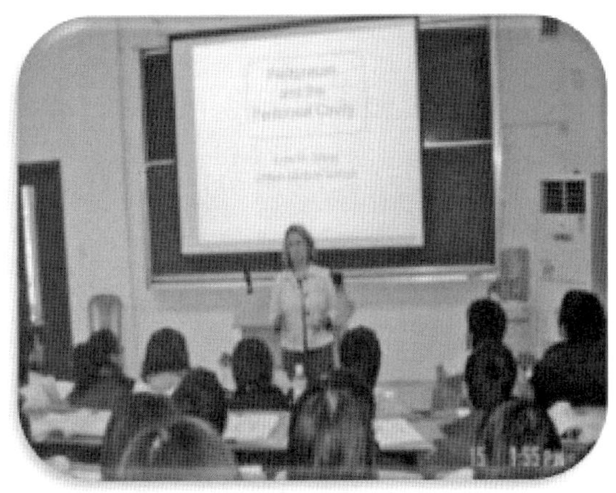

学生国际交流留念

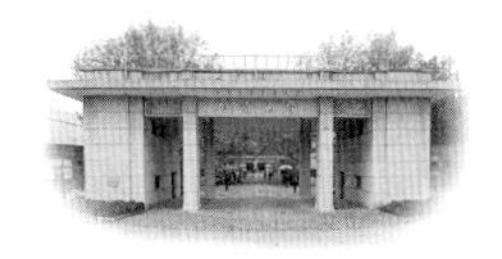

学生层面有博士生双学位培养项目、联合培养 MD/PhD 项目、中国学生短期境外交流等。学院每年输送 30%的本科生在国际合作院校进行 1 个周～3 个月的临床实习、实验室轮转、交流参观及学术会议。

(二) 输入

教师层面有外籍专家来访讲学等。

学生层面包括本科中文授课国际学生、研究生中文授课国际学生、短期来华交流学生、双学位项目来华学生等。

自 2011 年起,同济大学开设全英文临床医学本科留学生班(MBBS),生源来自北美、欧洲、亚洲、南美洲、非洲、大洋洲的 28 个国家和地区。

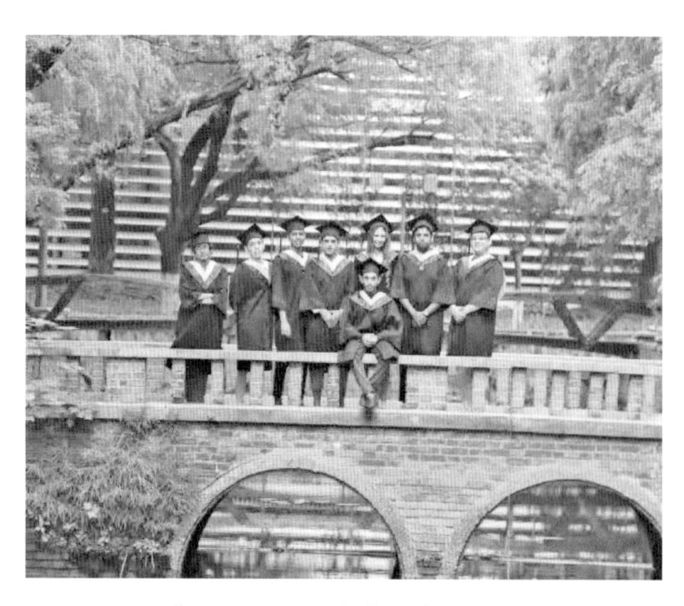

第一届 MBBS 留学生毕业合影

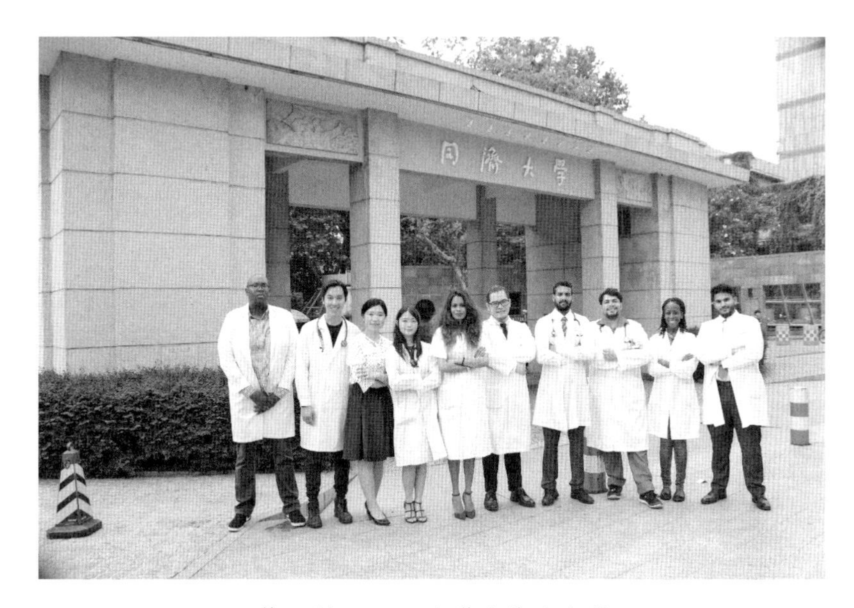

第二届 MBBS 留学生毕业合影

八、党群工作

在大学的有力领导下，学院认真学习贯彻党的十九大精神、习近平新时代中国特色社会主义思想，重视党建与思想政治教育工作，认真落实全国高校政治思想工作会议精神，明确了“立德树人”是高校根本任务，充分发挥工会组织的桥梁纽带作用。党务、工会等各项工作积极有效地开展，为学院可持续发展提供了有力的政治保证和组织保证。

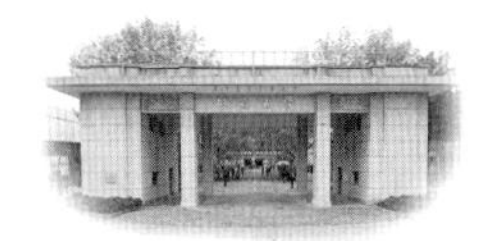

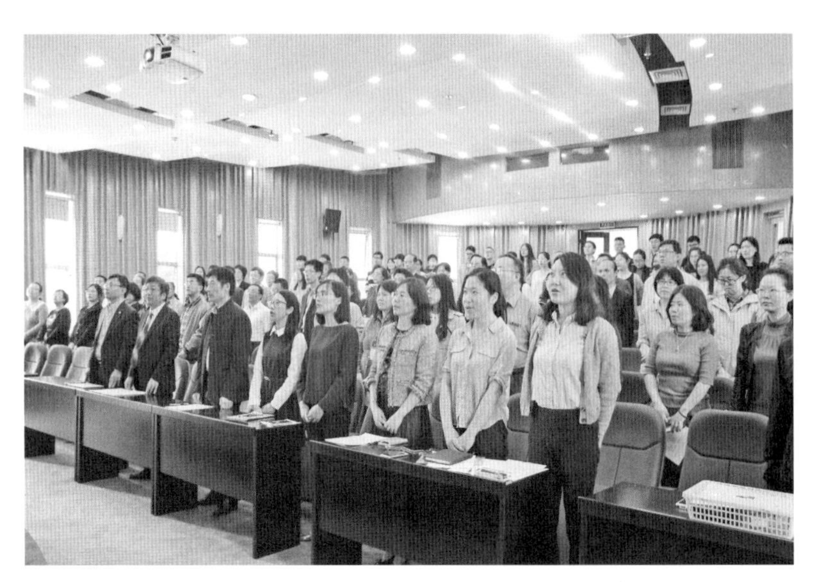

中共同济大学医学院委员会第一次党员代表大会

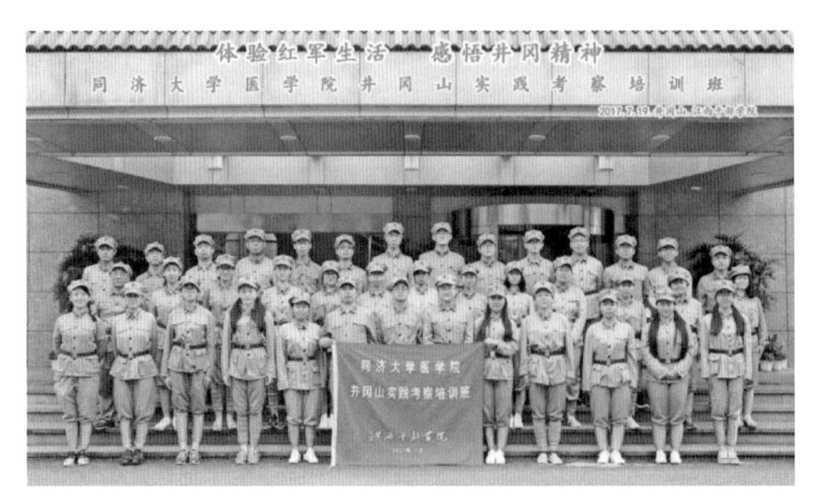

“爱起同济，筑梦井冈”——同济大学医学院师生骨干井冈山实践考察培训班

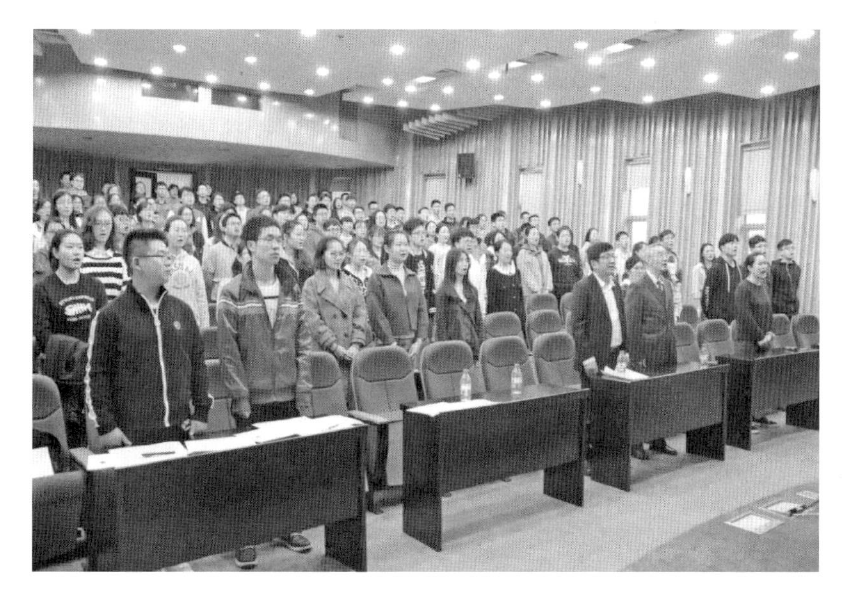

中共同济大学党校医学院分党校培训班开学典礼

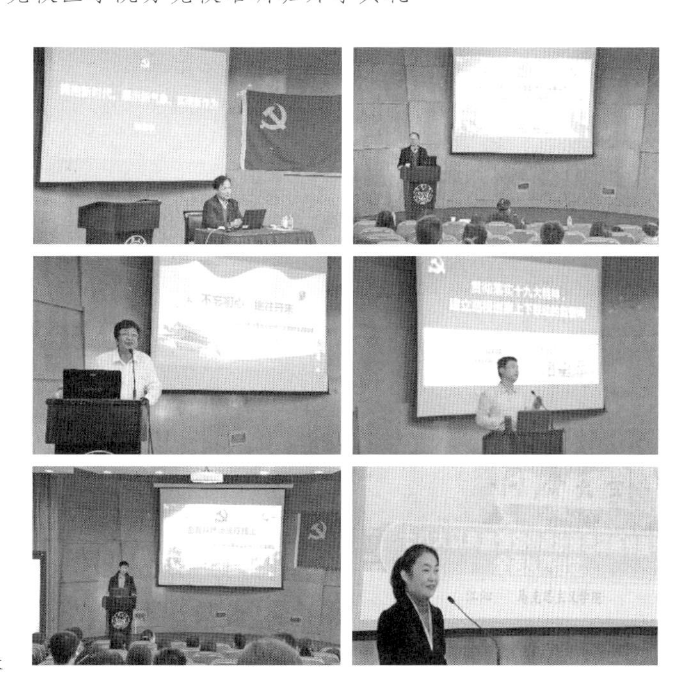

主题党课

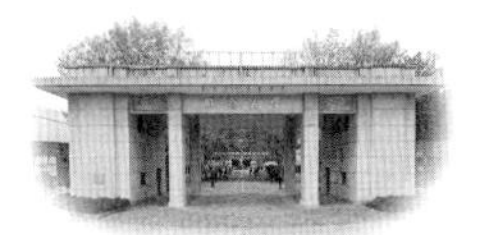

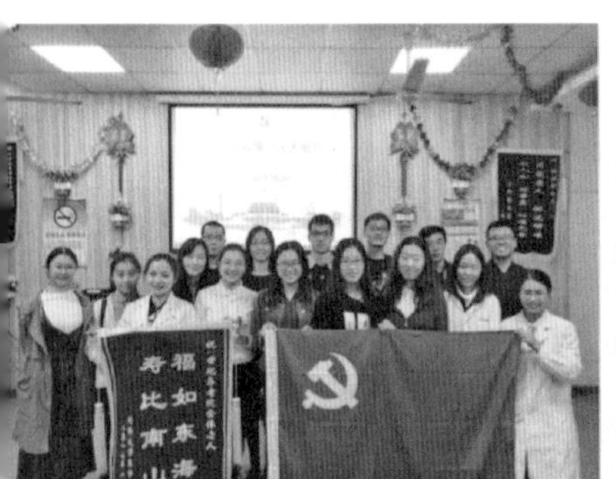
福如东海
寿比南山

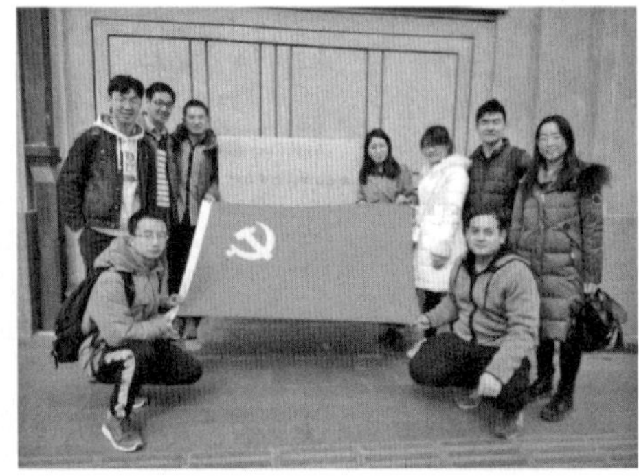

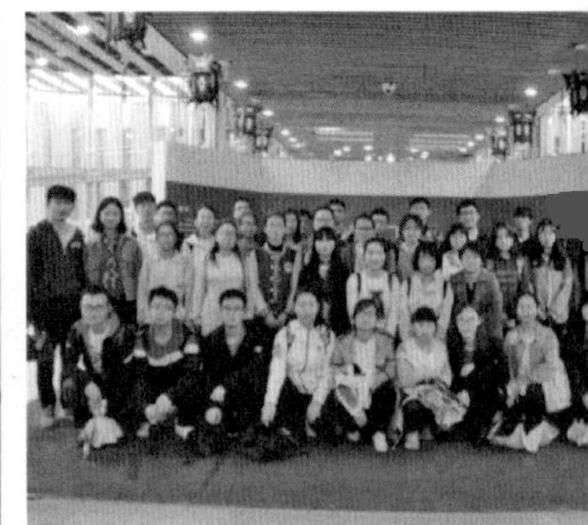

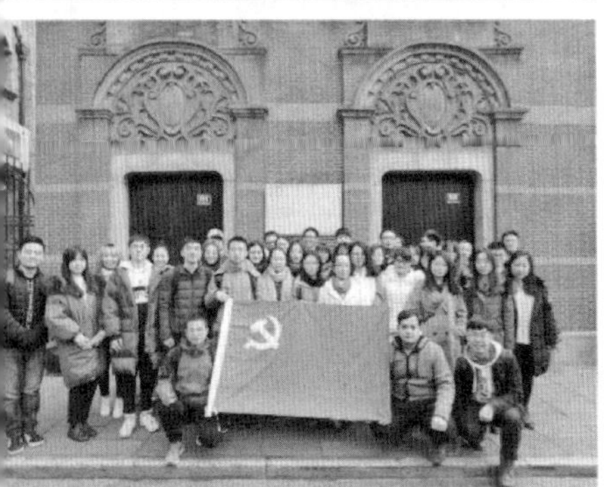

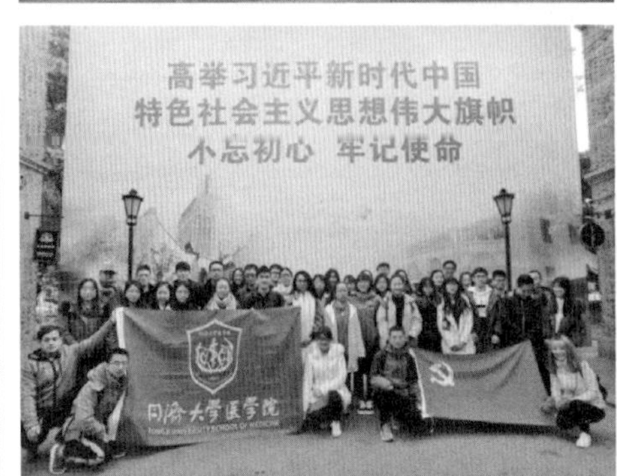
高举习近平新时代中国
特色社会主义思想伟大旗帜
不忘初心 牢记使命
同济大学医学院

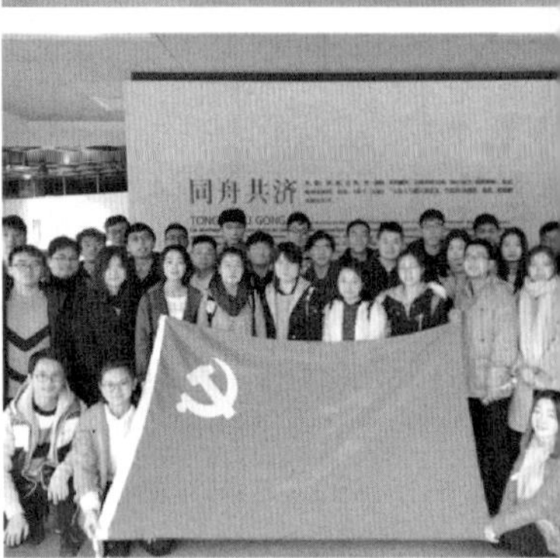
同舟共济

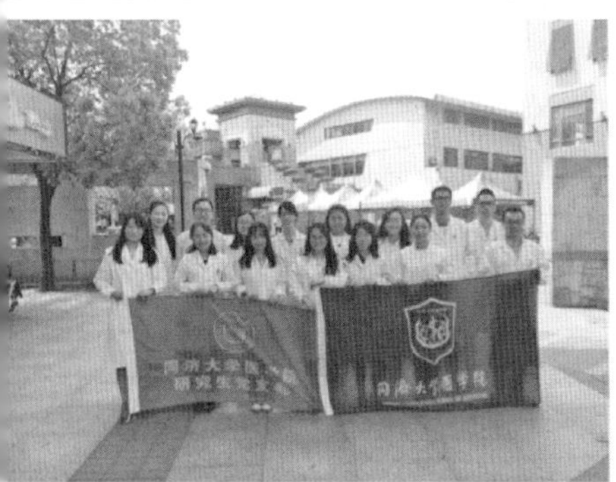

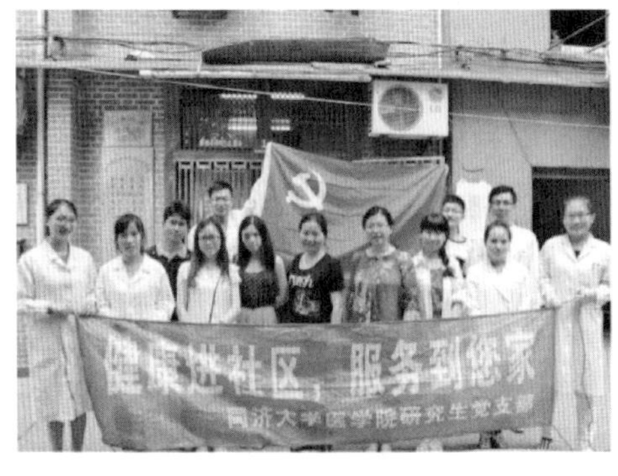
健康进社区，服务到您家
同济大学医学院研究生党支部

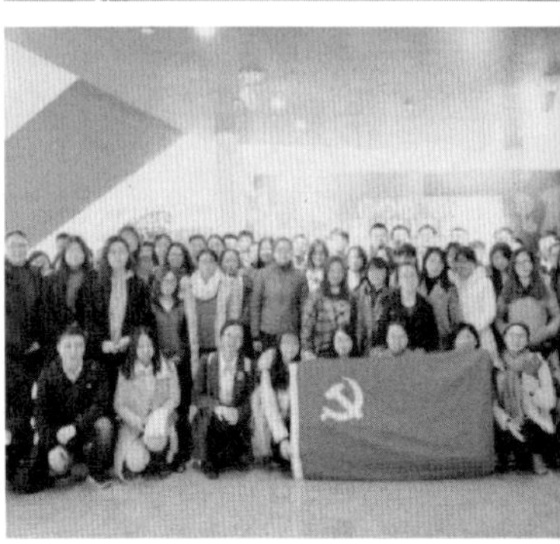

党支部建设活动

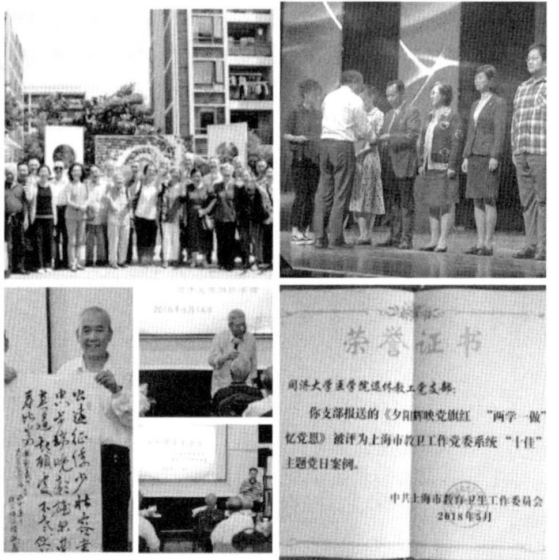

荣誉证书

同济大学医学院退休教工党支部：

你支部报送的《夕阳辉映党旗红 "两学一做"忆党恩》被评为上海市教卫工作党委系统"十佳"主题党日案例。

中共上海市教育卫生工作委员会

2018年5月

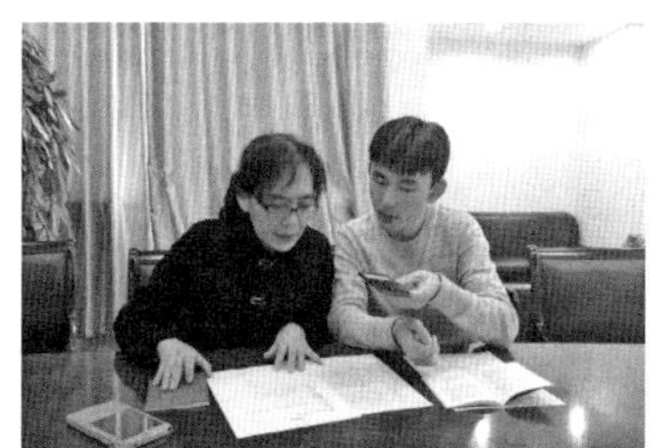

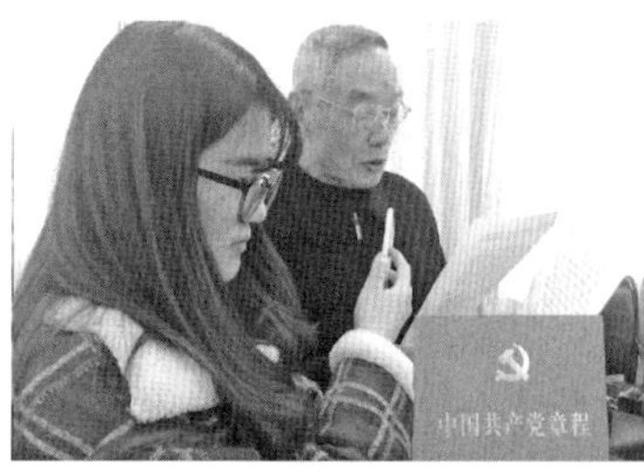

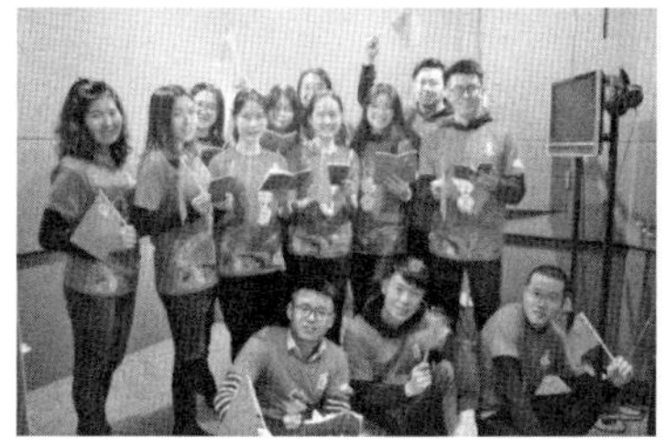

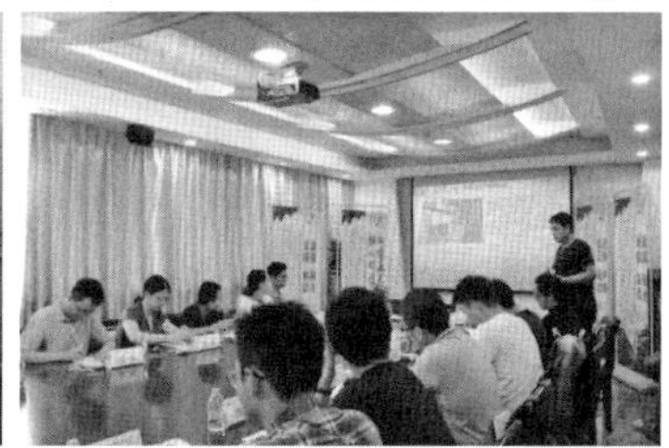

党支部建设活动(续)

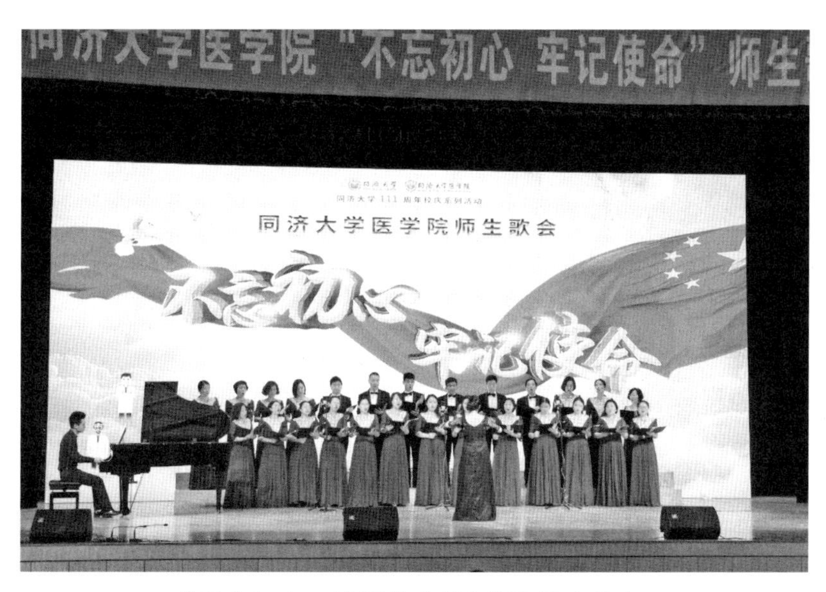

"不忘初心　牢记使命"医学院师生歌会

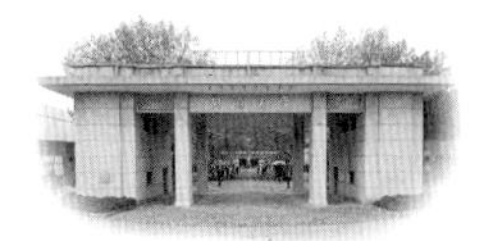

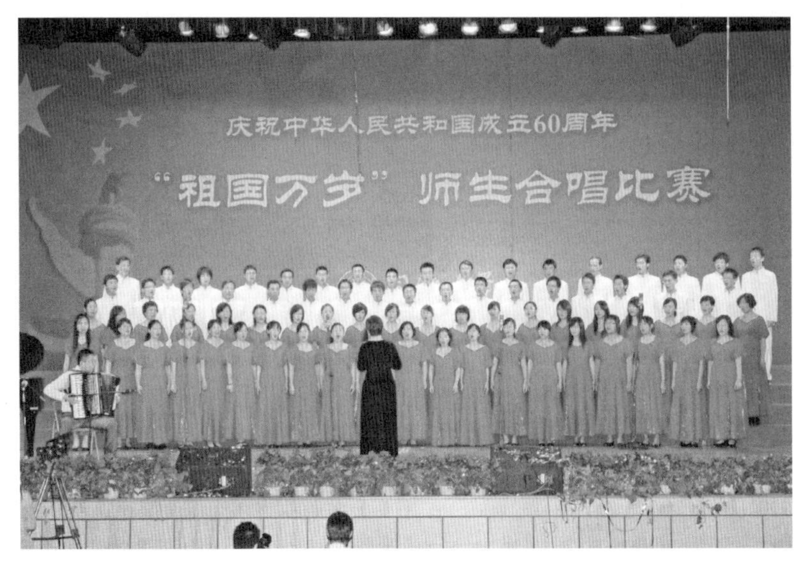

医学院师生参加国庆60周年"祖国万岁"师生合唱比赛

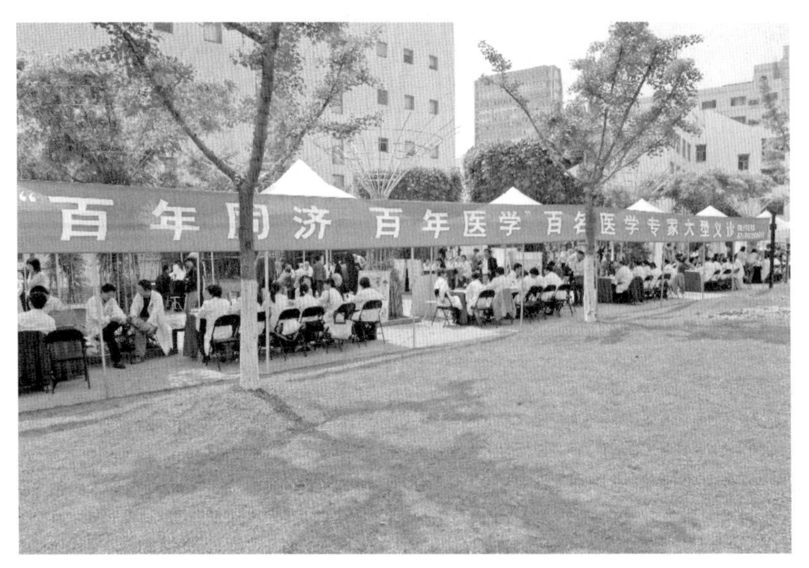

百年校庆"百年同济　百年医学"百名医学专家大型义诊

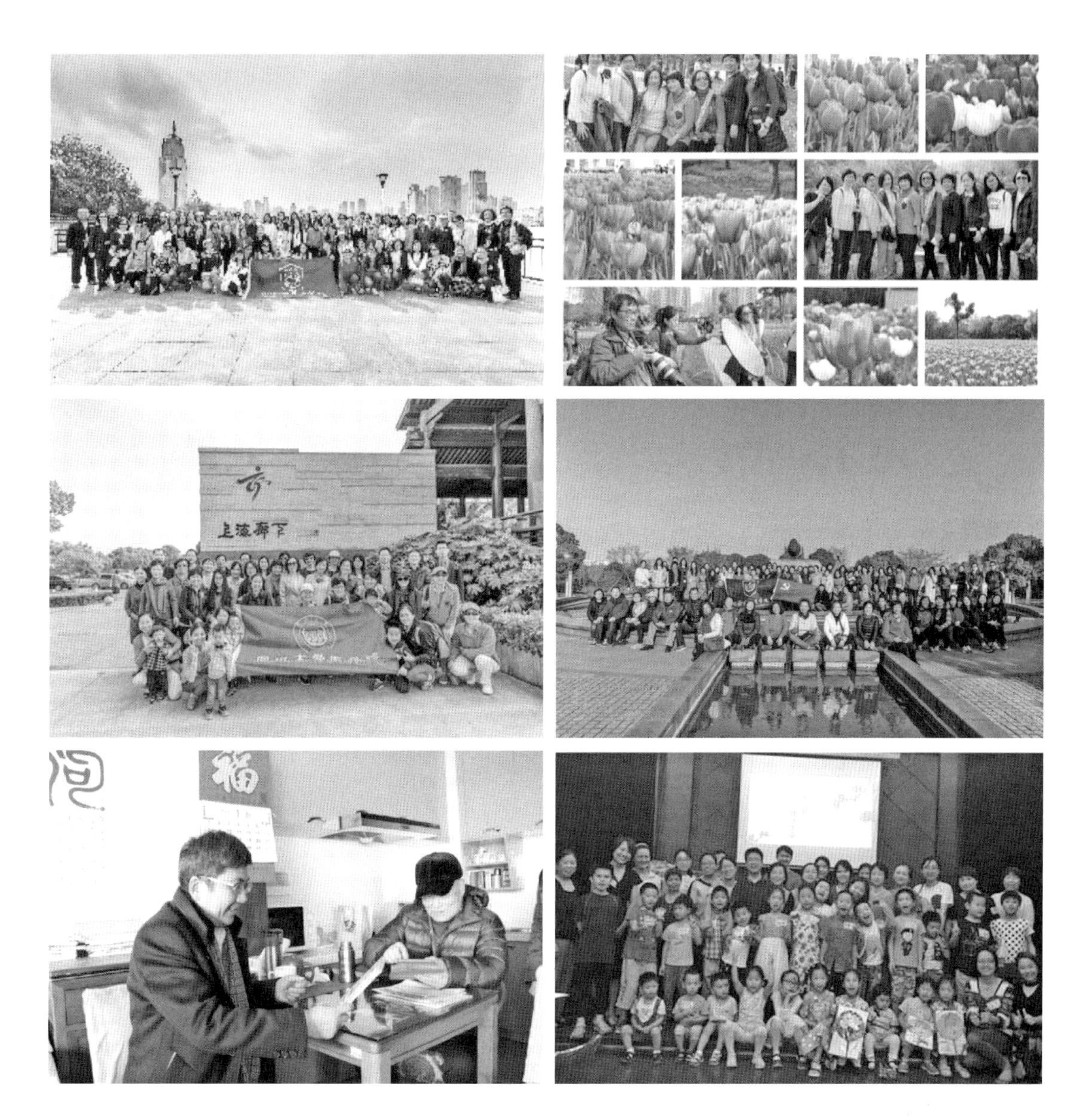

工会工作

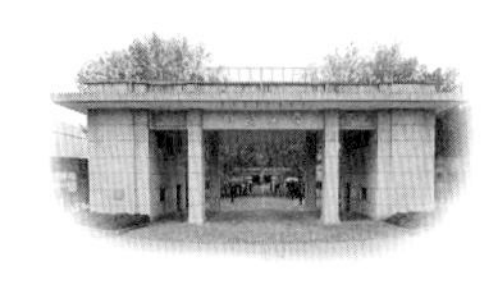

九、百年金榜

2007 年 5 月,同济大学隆重庆祝建校 100 周年。纪念仪式上,联邦德国总统霍斯特·克勒(Horst Köhler)为同济医学奠基人宝隆的塑像揭幕。

自建院以来,多位院士在不同历史时期就读、任教于同济大学医学院,其中 13 位是在同济就读、任教后成为院士。他们众望所归,受到广泛的尊敬与崇仰。

(注: 以就读、任教时间为序)

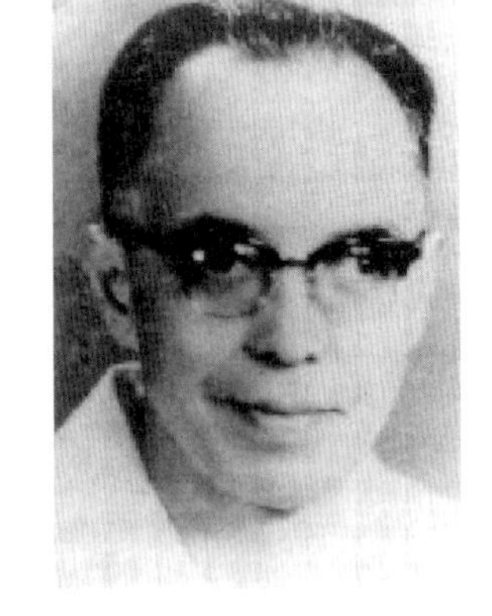

梁伯强,中国科学院院士,1916 年考入医科,1922 年毕业

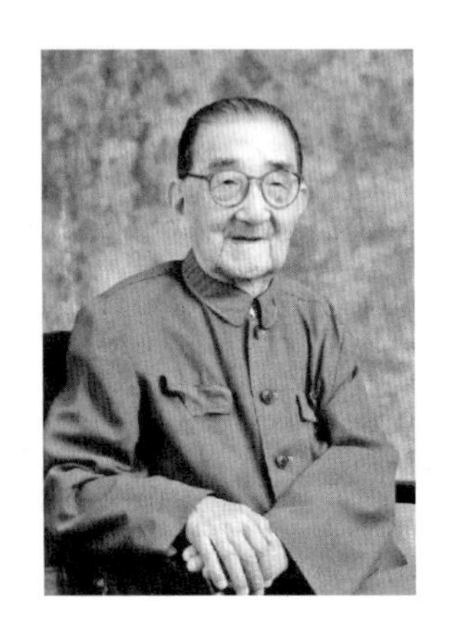

贝时璋,中国科学院院士,1918—1921 年就读于医预科

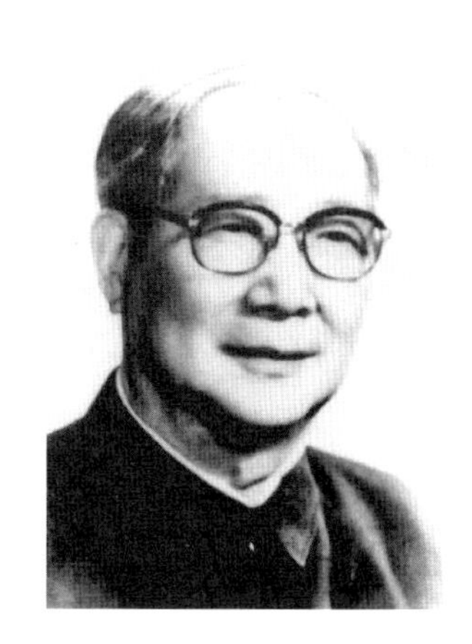

沈其震，中国科学院院士，1923—1926年就读于医科

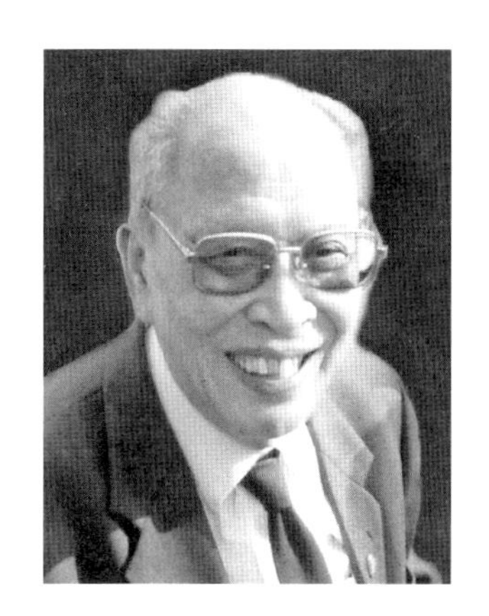

裘法祖，中国科学院院士，1932—1936年就读于医预科，1946—1951年任教医学院

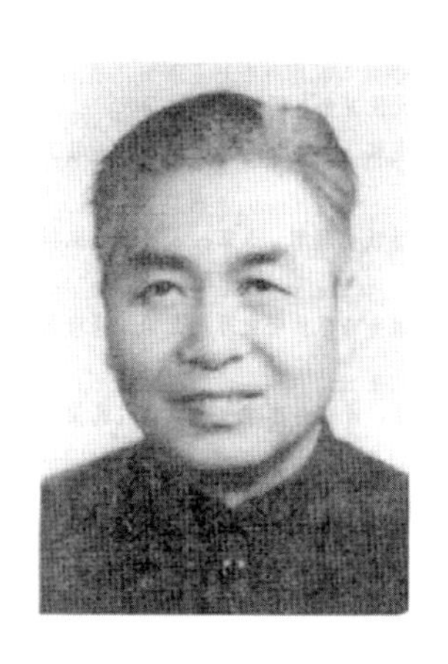

杨简，中国科学院院士，抗日战争期间任教医学院

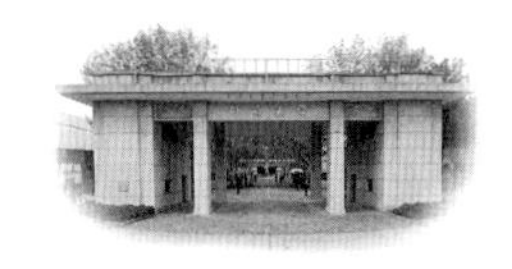

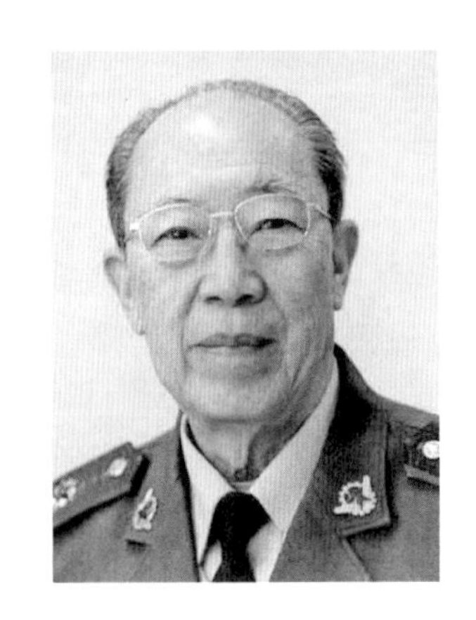

吴孟超，中国科学院院士，1943年考入医学院，1949年毕业

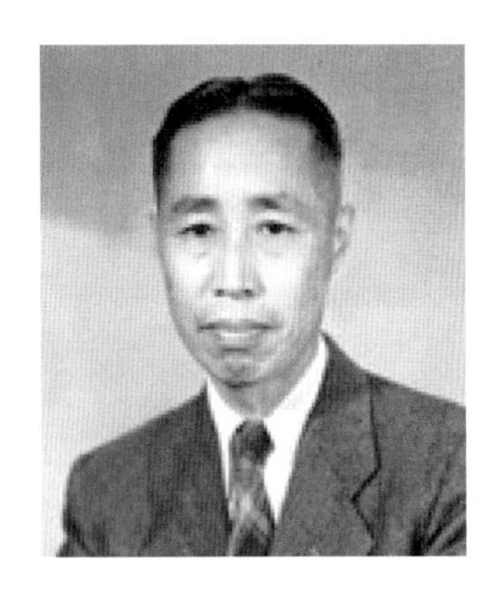

童第周，中国科学院院士，1941—1943年任教医学院

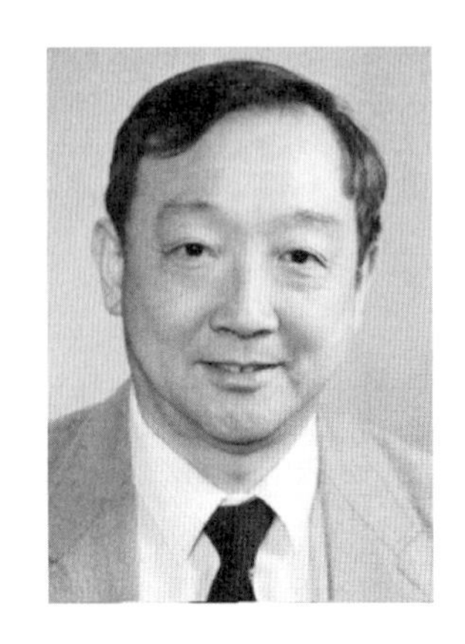

吴旻，中国科学院院士，1943年考入医学院，1950年毕业

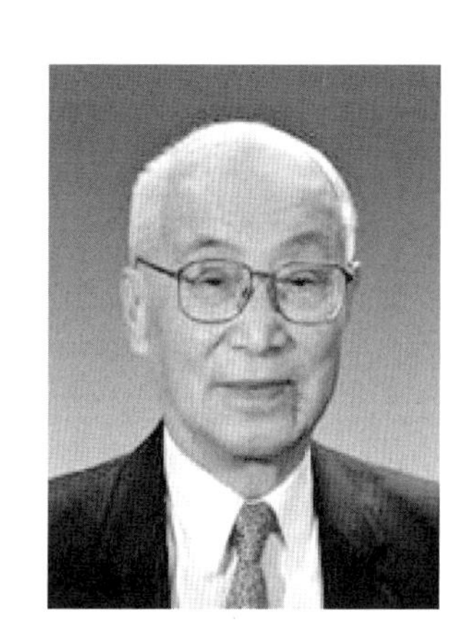

张涤生，中国工程院院士，1948—1956年任教医学院

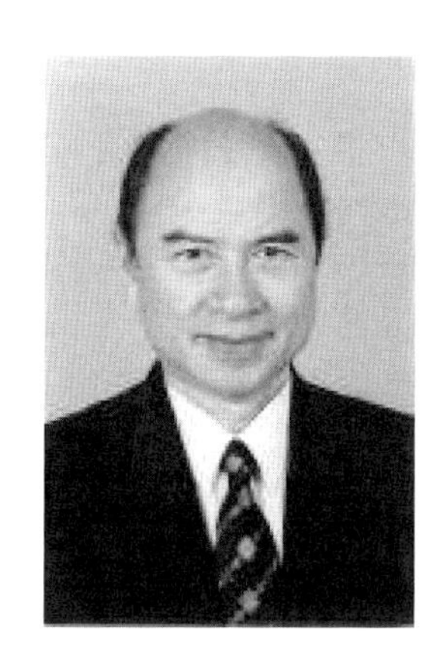

陆道培，中国工程院院士，1948年考入国立同济大学新生院，1949年进入医学院学习，后随院迁至武汉，1955年毕业

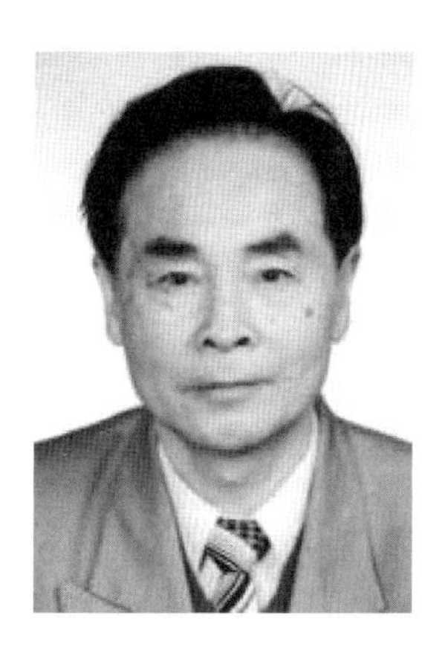

侯云德，中国工程院院士，1948年考入医学院，后随院迁至武汉，1955年毕业

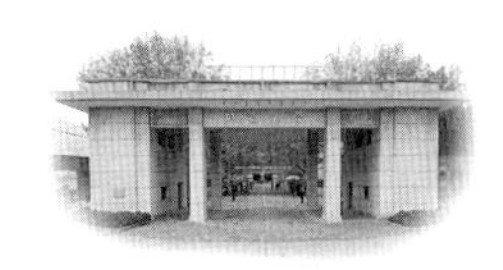

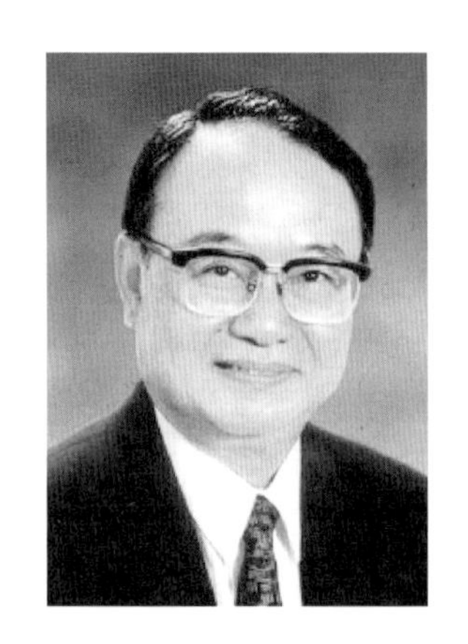

戴尅戎，中国工程院院士，1961—1974年任上海铁道医学院附属铁路医院骨科主治医师

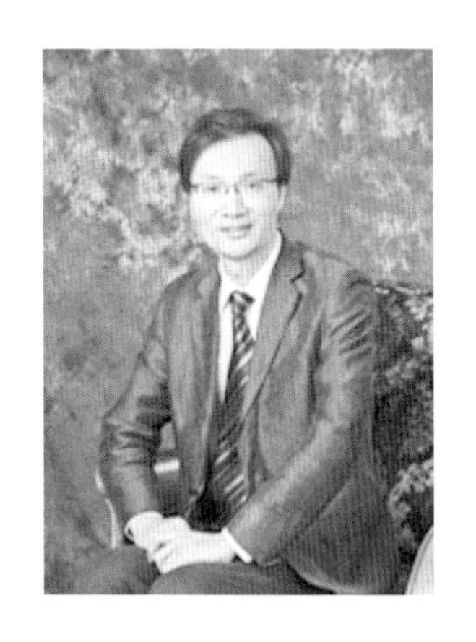

陈义汉，中国科学院院士，同济大学现任副校长、教授、主任医师、博士生导师

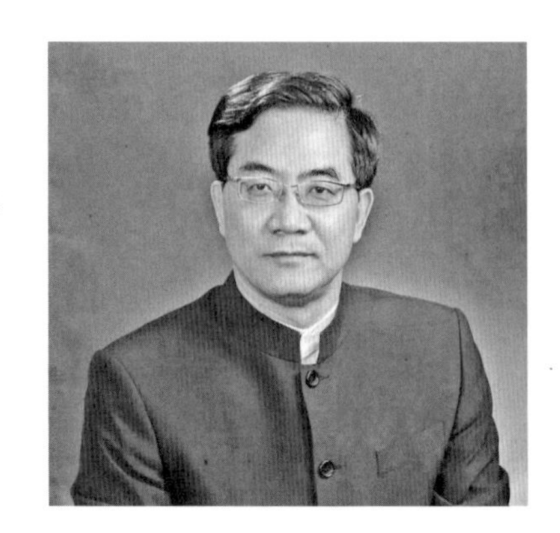

葛均波，中国科学院院士，2013年12月—2016年4月任同济大学副校长，同济大学第三届董事会副主席

Barry J. Marshall，中国工程院外籍院士，2005年诺贝尔生理学或医学奖得主，2017年4月受聘为同济大学特聘教授

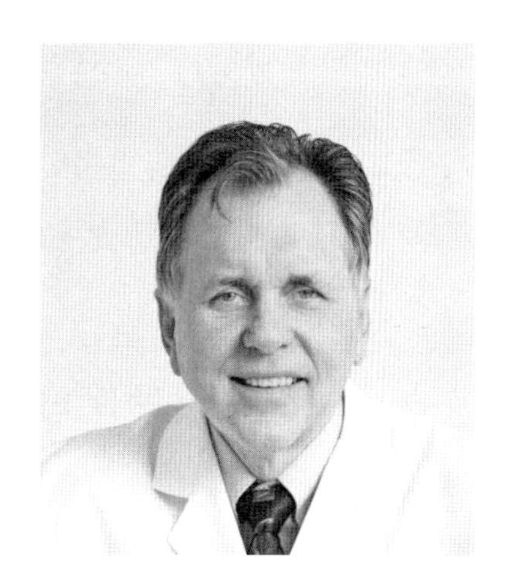

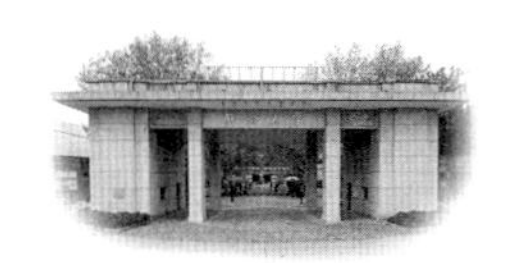

附　录

同济大学医学院历任院校长和书记（1907—2018）

1907—1951			
德文医学堂 同济德文医学堂	校长	埃里希·宝隆	1907.5—1909.3
同济德文医学堂 同济德文医工学堂	校长	福沙伯	1909.3—1917.4
私立同济医工专门学校 同济大学	校长	阮尚介	1917.4—1927.8
国立同济大学	校长	张仲苏	1927.8—1929.3
	校长	张　群	1929.3—1929.6
	校长	胡庶华	1926.3—1930.3(兼任)
国立同济大学医学院	院长	柏　德	1930.3—1937.11
	院长	宁　誉	1937.11—1938
	院长	翁之龙	1938—1939.4
	院长	张静吾	1939.4—1939.5;1939.6—1939.7
	院长	赵士卿	1939.5—1939.6(兼任)

（续表）

国立同济大学医学院	院长	李宣果	1939.8—1940.7
	院长	黄榕增	1940.7—1941.5
	院长	梁之彦	1941.5—1942.2；1946.10—1947.10；1948.11—1949.7
	院长	丁文渊	1942.2—1942.9；1947.10—1948.1（兼任）
	院长	阮尚丞	1942.10—1944.6
	院长	徐诵明	1944.7—1945.8
	院长	杜公振	1945.9—1946.10
	院长	谢毓晋	1948.1—1948.11
同济大学医学院	院长	唐　哲	1949.8—1951.9

1959—1995

	书记	任期	院长	任期
上海铁道医学院	杨展大（代）	1959.9—1961.3	杨培森（代）	1959.8—1964.3
	杨培森（代）	1961.3—1963.12	周道远	1964.3—1966.12
	周道远	1964.1—1966.12	杨衍宗▲	1968.1—1975.5
	张可光●	1971.5—1975.5	胡常伦★	1980.9—1981.8
	胡常伦*	1980.9—1985.6	吴少鹏	1983.12—1985.6
	王文浩	1985.6—1995.5	余伟均	1985.6—1988.9
	朱广杰	1988.9—1995.5		

1995—2000

	书记	任期	院长	任期
上海铁道大学医学院	徐　龙（兼）	1995.5—1996.12	徐　龙（兼）	1995.5—1998.9
	万腓力（兼）	1996.12—1998.9	谢陪俐（兼）	1998.9—2000.4
	沙梦麟（兼）	1998.9—2000.4		

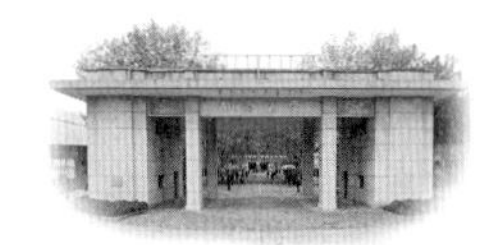

（续表）

2000—2018					
	院长	任期	党委书记（总支书记）	任期
同济大学医学院	谢陪俐	2000.5—2003.6	谢陪俐	2000.11—2003.6
	胡大一	2003.9—2008.2	闻爱宝	2005.4—2006.3
	徐国彤	2010.11—2016.7	姜成华	2008.12—2016.9

▲院“革命委员会”第一召集人；●党的核心小组组长、军宣队政委；* 1980 年 9 月—1983 年 12 月为临时党委；★复校筹备组组长。

历任领导：

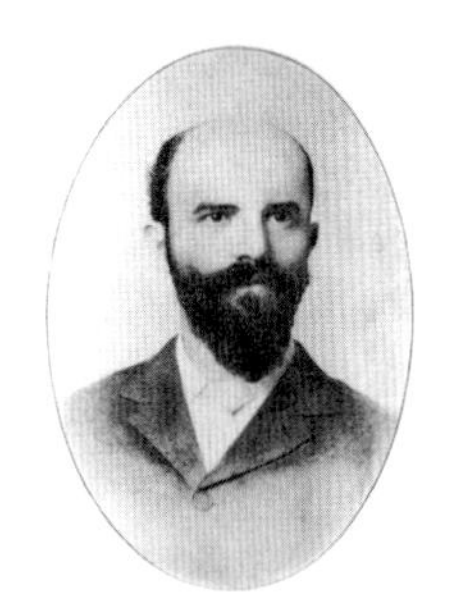

埃里希·宝隆

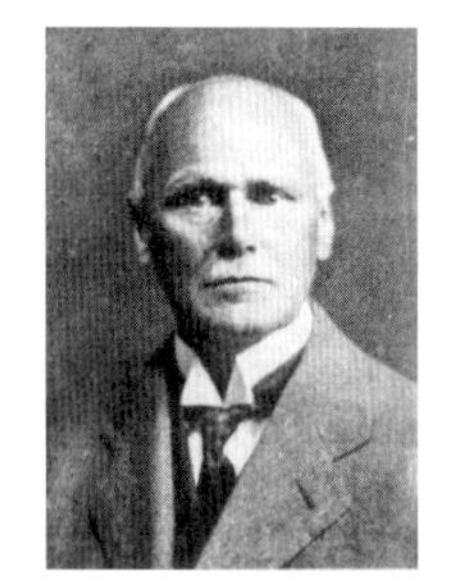

奥斯卡·福沙伯

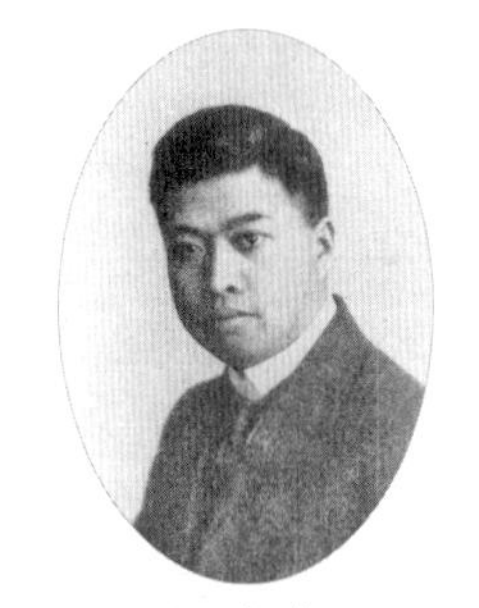

阮尚介

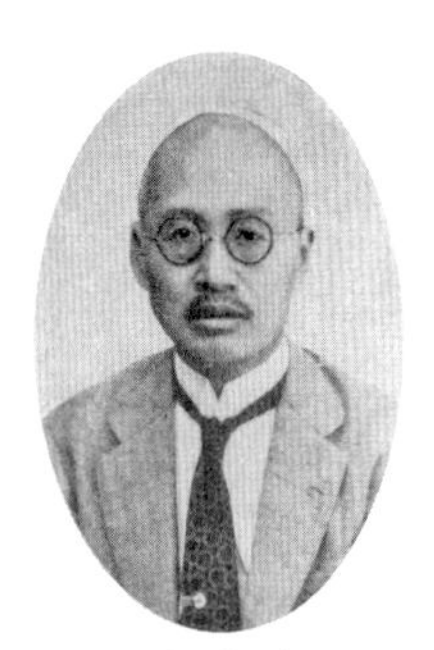

张仲苏

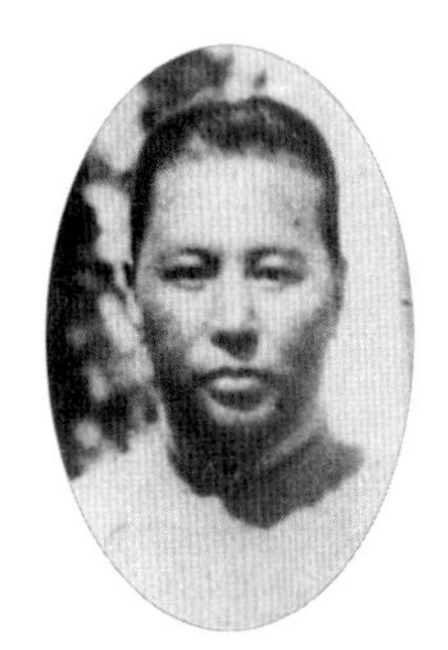

张　群

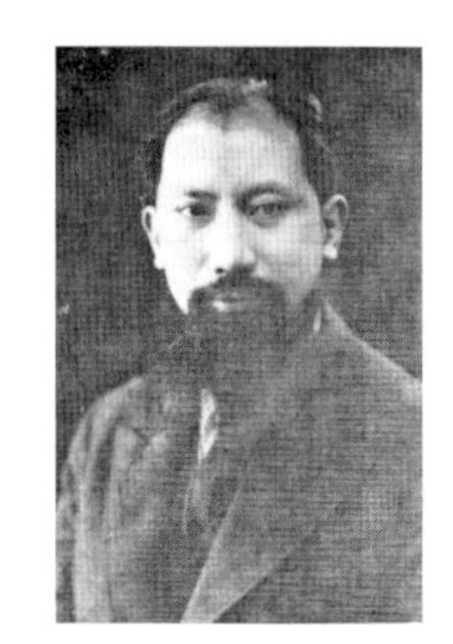

胡庶华

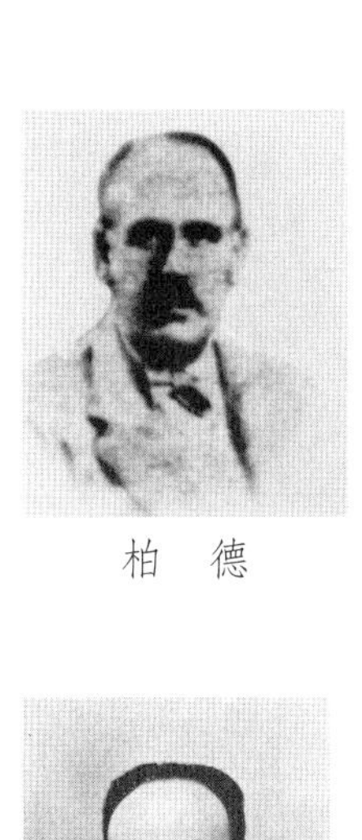

柏　德

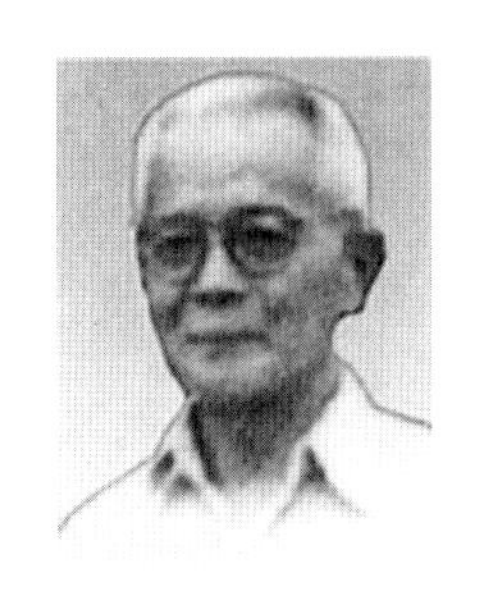

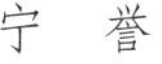

宁　誉

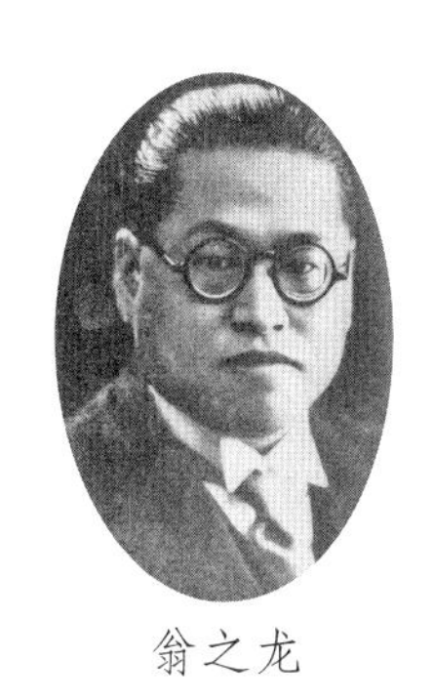

翁之龙

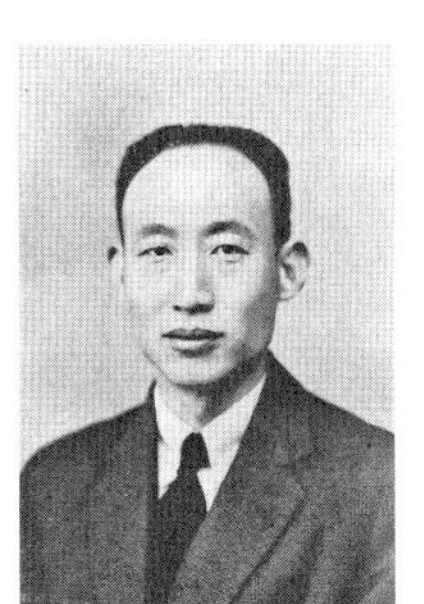

张静吾

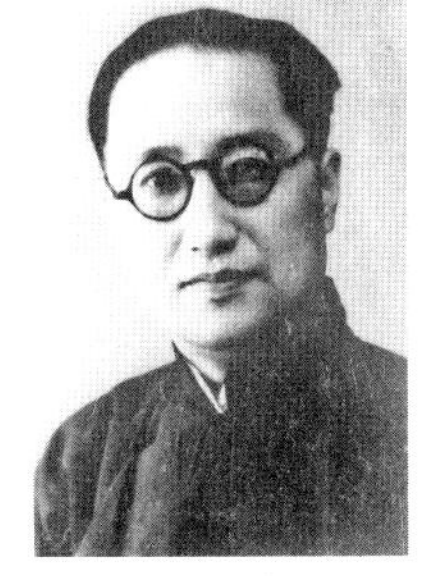

赵士卿

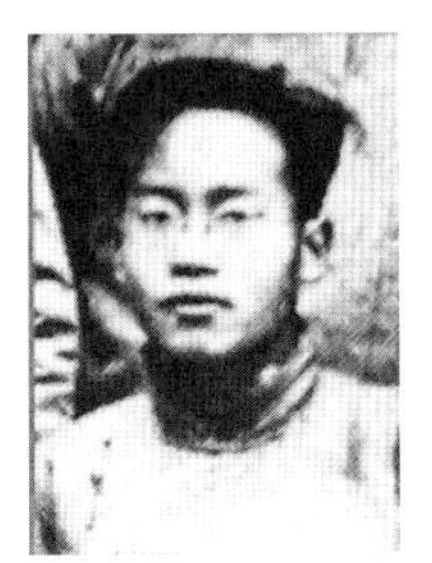

李宣果

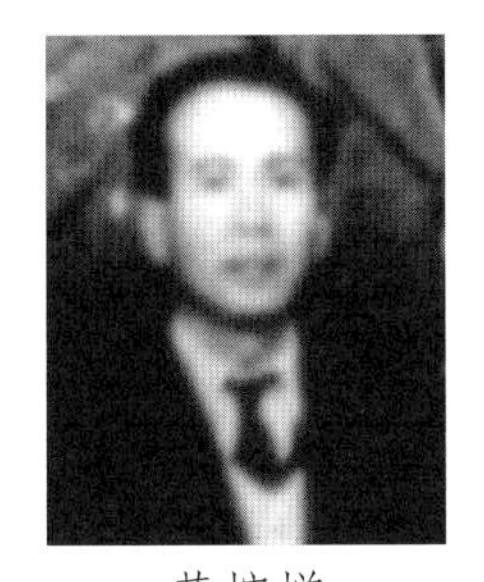

黄榕增

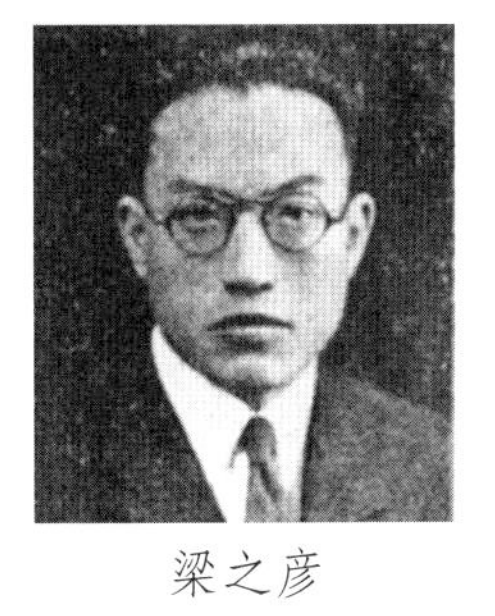

梁之彦

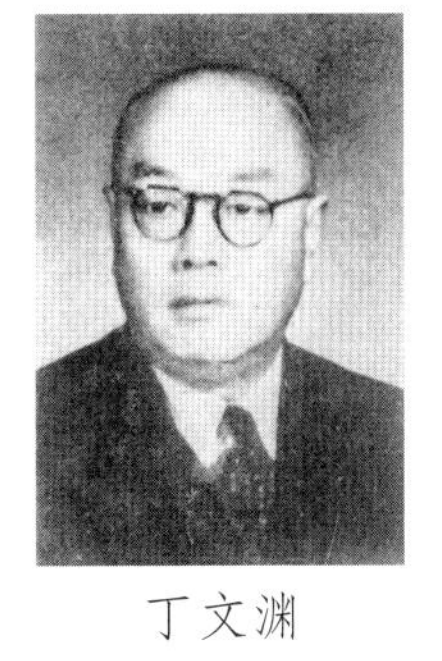

丁文渊

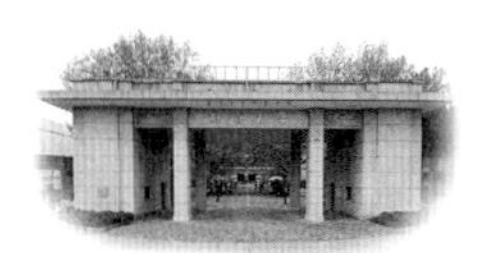

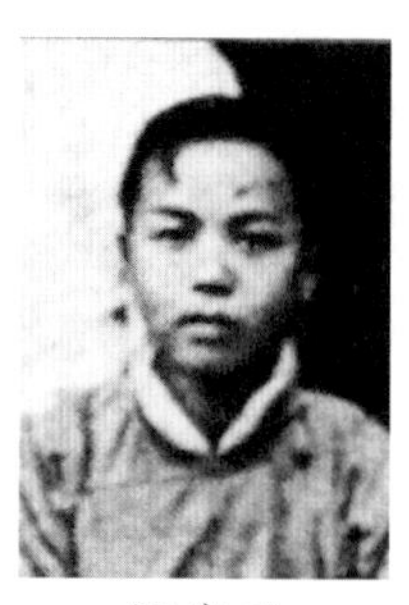

阮尚丞

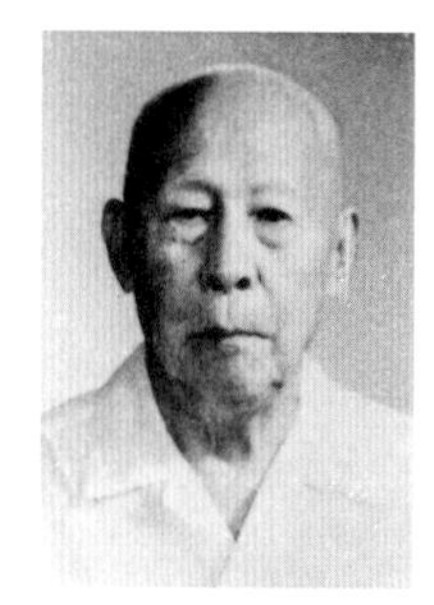

徐诵明

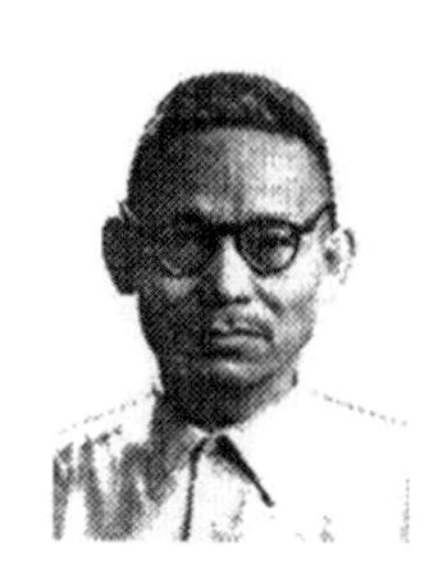

杜公振

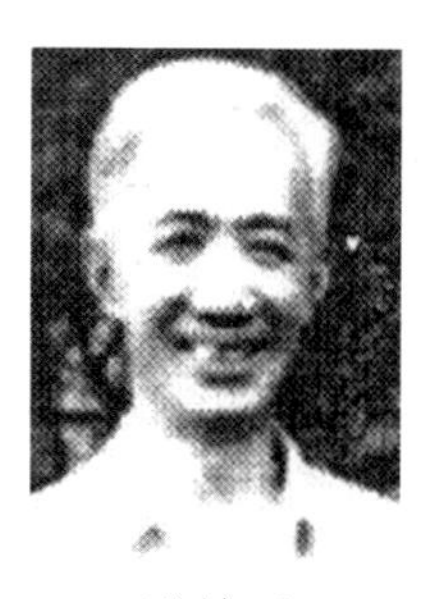

谢毓晋

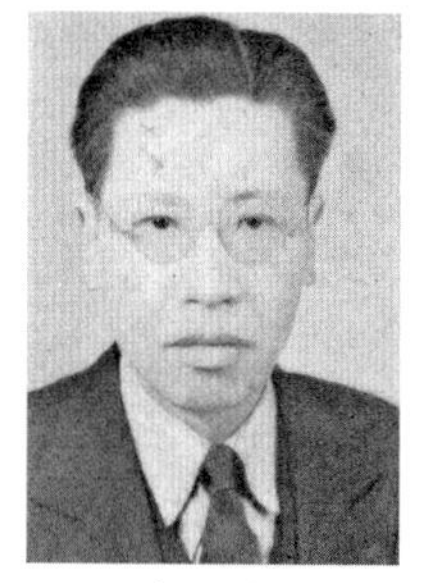

唐　哲

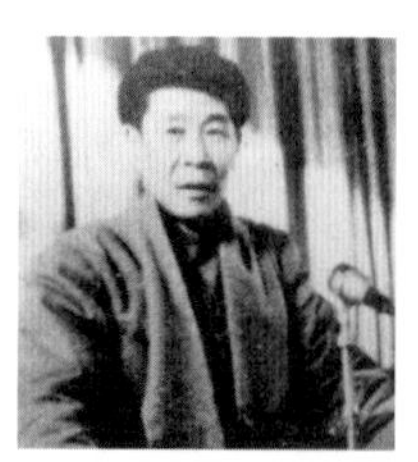

杨培森

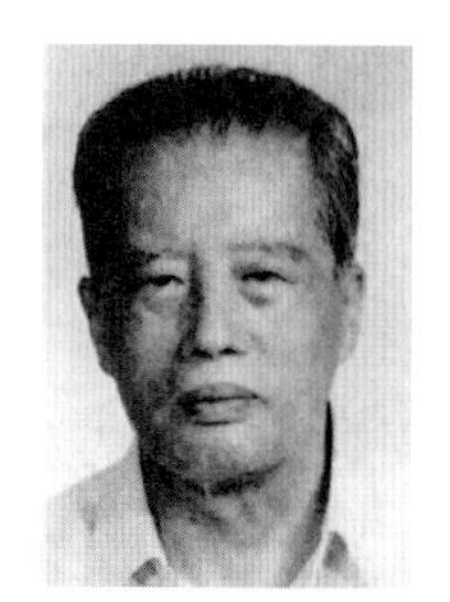

杨展大

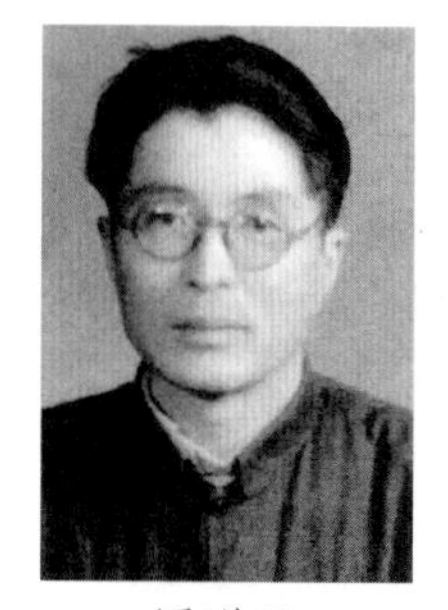

周道远

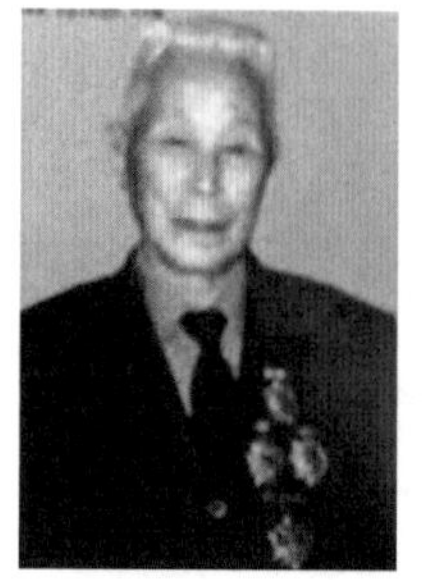

杨衍宗

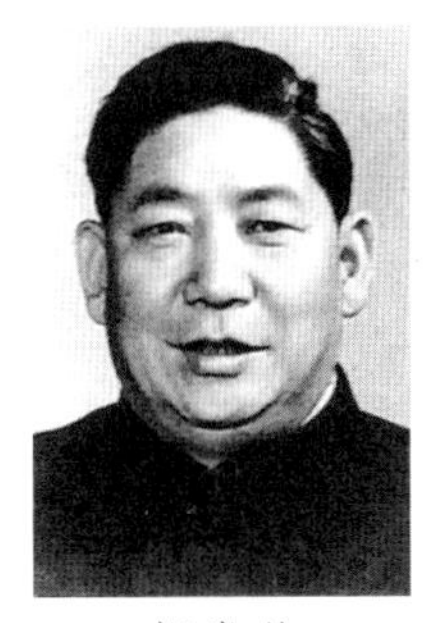
胡常伦

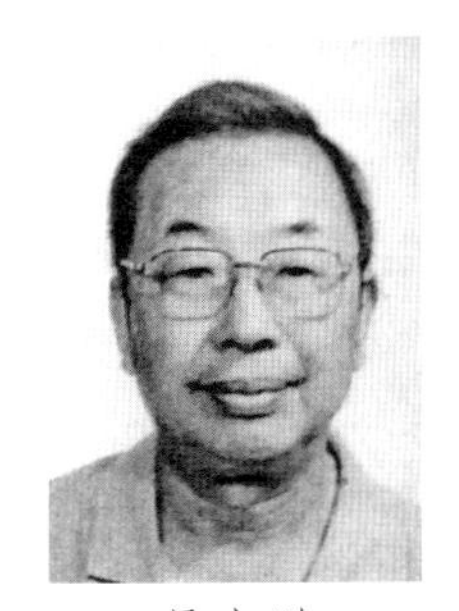
吴少鹏

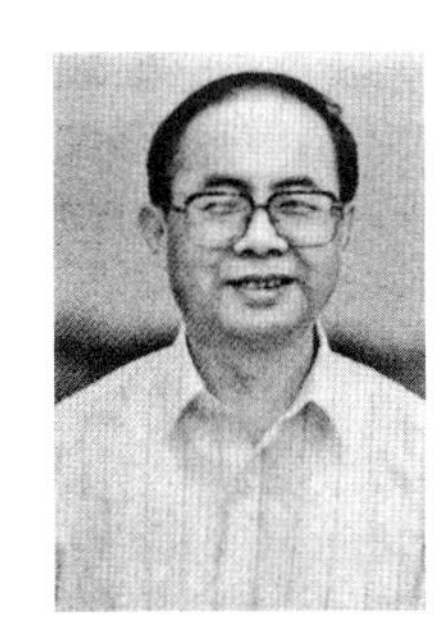
王文浩

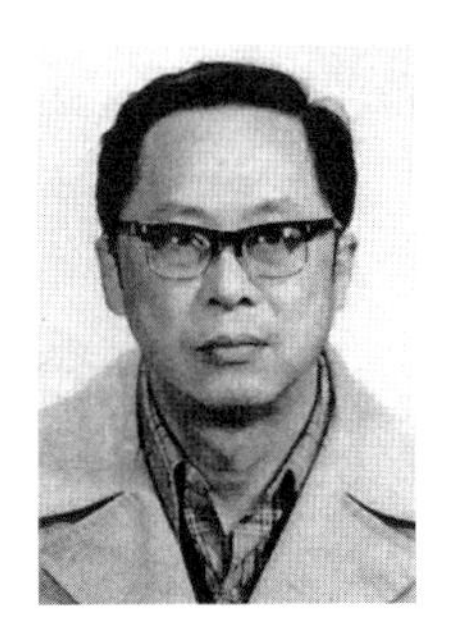
余伟均

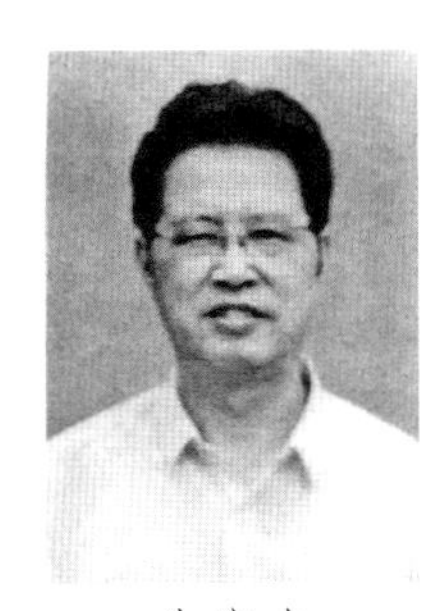
朱广杰

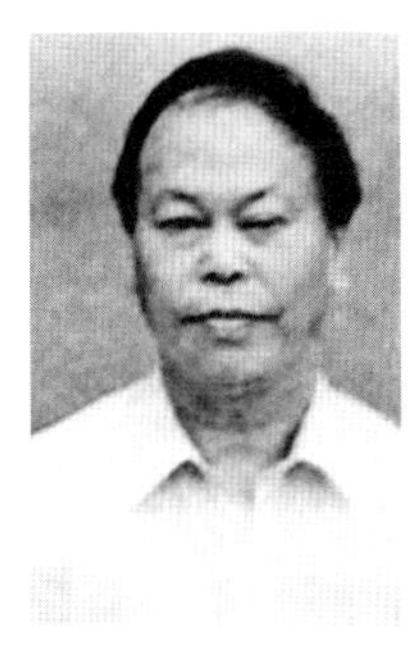
徐　龙

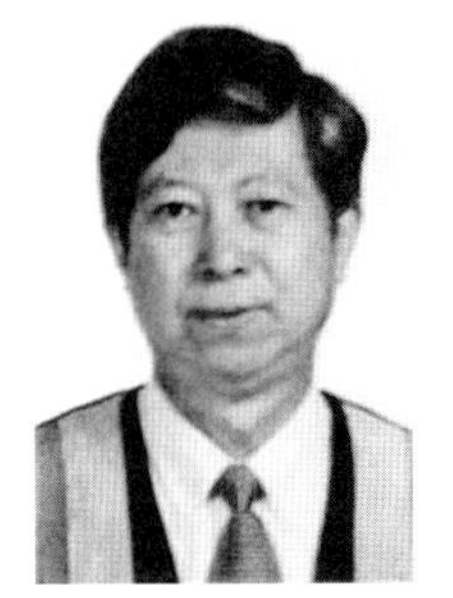
万腓力

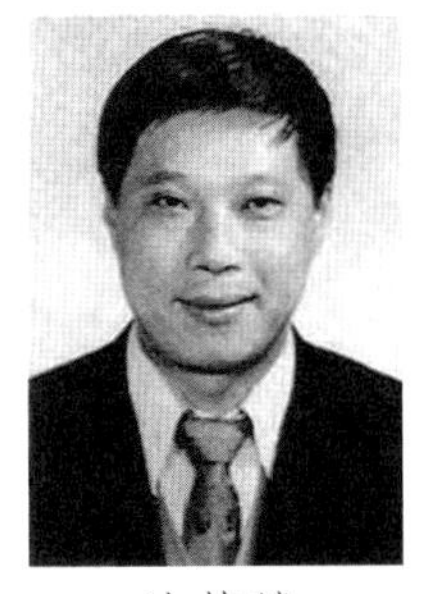
沙梦麟

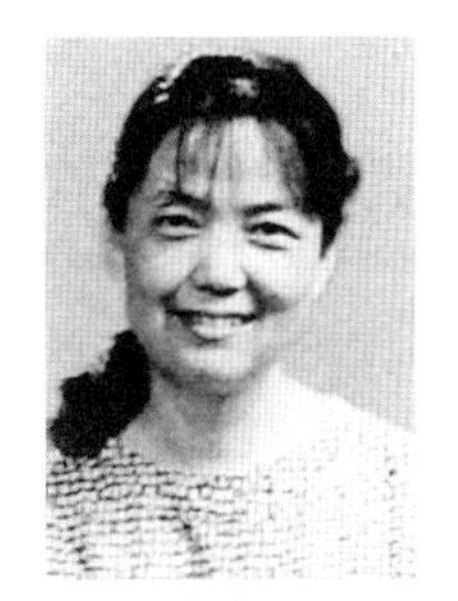
谢陪俐

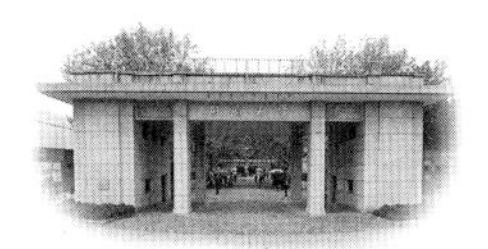

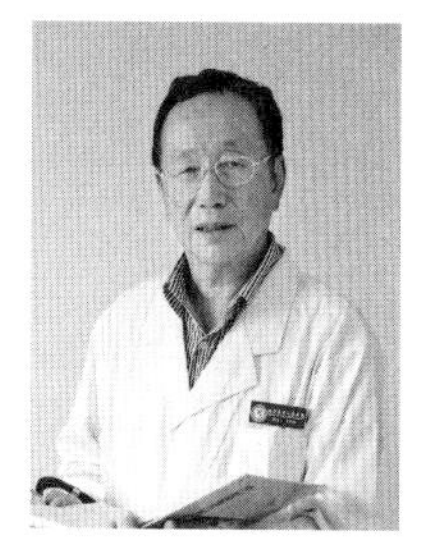

胡大一

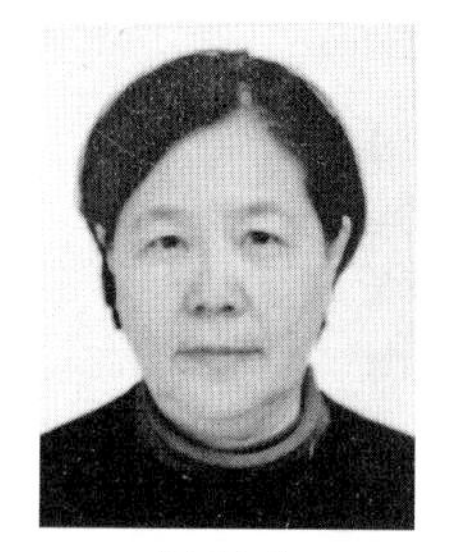

闻爱宝

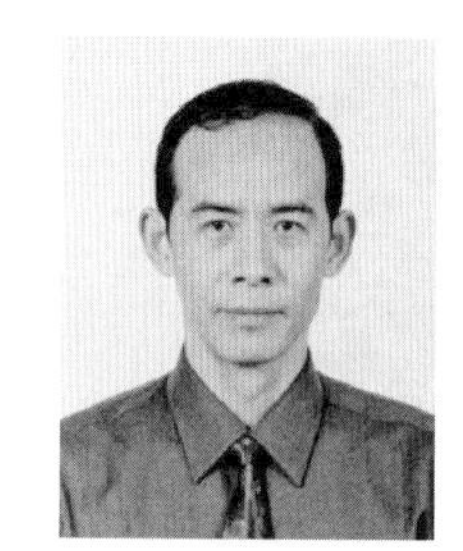

姜成华

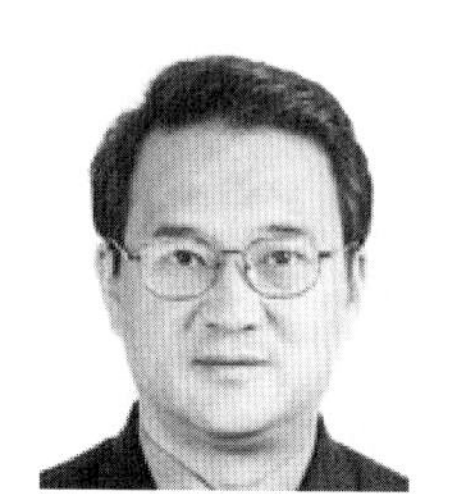

徐国彤

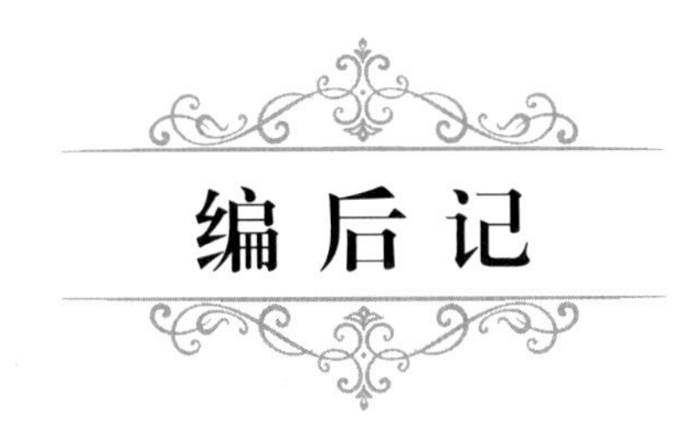

编后记

同济医学绵延至今已有一百一十余年，为展现这百十年来的文化传统与办学成果，同济大学医学院在沪北校区泰禾楼一楼开设院史馆，全面真实地反映了同济大学医学院的发展历程，生动展示了学院建设和发展成就。为更好地凝练和展示同济医学深厚的历史底蕴和办学传统，紧随时代的创新意识和科研实力，特编写本书作为院史馆的配套书籍，主要内容来自《同济大学百年志》《上海铁道大学志》《上海铁道医学院志》等志书，以及同济大学档案馆和校史馆提供的相关历史资料，在此基础上提炼形成本书。

文化之贵，贵在传承，贵在积淀。院史是建设学院文化的重要支撑，不仅记载学院的发展历程及几代学者的科研事迹，其所汇集的精神也正是当今学院发展前行的精神动力，亦是学院开展思想政治教育的极佳素材，将有助于推进一流大学文化建设和文化育人工作。在校师生和校友的认同感和凝聚力也将得到更有力地提升，为学院发展创造更为有利的条件。

在编写过程中，得到中国科学院院士、同济大学副校长陈义汉、同济大学医学院院长郑加麟、同济大学医学院党委书记张军的大力支持。同济大学德国问题研究所李乐曾、同济大学校史馆馆长章华明和上海市档案局宣

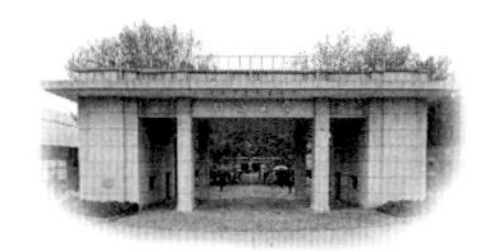

传部原主任姜龙飞也为本书的编写提供了极为重要的建议和意见。原上海铁道大学校长朱广杰、原上海铁道大学医学院院长徐龙、同济大学医学院原院长徐国彤等老领导也对此书的编写极为关切。同济大学档案馆协助查阅了诸多档案,学院各办公室积极提供了各类数据和资料以及参与本书的审阅工作。在此一并致以最诚挚的感谢。

今年,伟大的中华人民共和国成立七十周年,同济大学医学院院史馆的建设和本书的出版亦是对祖国华诞的献礼。在未来的日子里,学院将继续不忘初心、牢记使命,推动同济医学复兴,努力建设世界一流医学院,为健康中国作出新贡献。

编者

2019 年 2 月

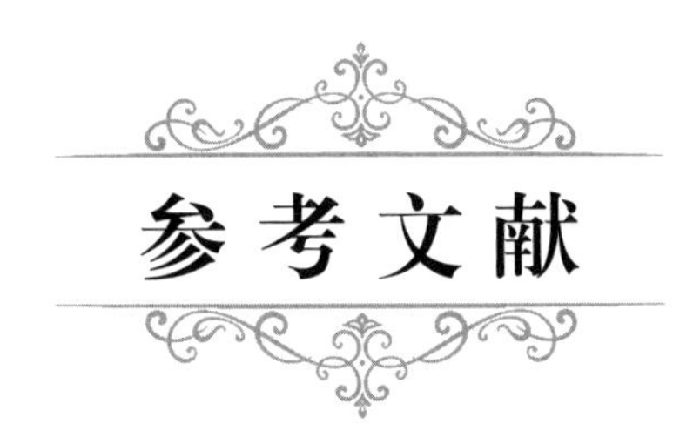

参考文献

[1] 李乐曾.德国对华政策中的同济大学：1907—1941[M].上海：同济大学出版社,2007.

[2] 陆敏恂.同济大学校史馆：1907—2007[M].上海：同济大学出版社,2008.

[3]《上海铁道大学志》编写组.上海铁道大学志[M].上海：同济大学出版社,2013.

[4]《同济大学百年志》编纂委员会.同济大学百年志：1907—2007[M].上海：同济大学出版社,2007.

[5] 朱广杰.上海铁道医学院院志编纂委员会.上海铁道医学院志[M].北京：中国铁道出版社,1995.

[6]《2002 同济大学年鉴》编辑部.2002 同济大学年鉴[M].上海：同济大学出版社,2003.

[7]《2003 同济大学年鉴》编辑部.2003 同济大学年鉴[M].上海：同济大学出版社,2005.

[8]《2004 同济大学年鉴》编辑部.2004 同济大学年鉴[M].上海：同济大学出版社,2006.

[9]《2005 同济大学年鉴》编辑部.2005 同济大学年鉴[M].上海：同济大学出版社,2006.

[10]《2006 同济大学年鉴》编辑部.2006 同济大学年鉴[M].上海：同济大学出版社,2007.

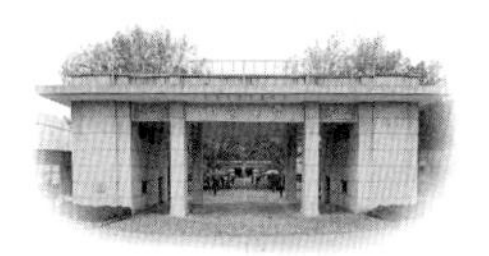

[11]《2007 同济大学年鉴》编辑部.2007 同济大学年鉴[M].上海：同济大学出版社，2008.

[12]《2008 同济大学年鉴》编辑部.2008 同济大学年鉴[M].上海：同济大学出版社，2009.

[13]《2009 同济大学年鉴》编辑部.2009 同济大学年鉴[M].上海：同济大学出版社，2009.

[14]《2010 同济大学年鉴》编辑部.2010 同济大学年鉴[M].上海：同济大学出版社，2010.

[15]《2011 同济大学年鉴》编辑部.2011 同济大学年鉴[M].上海：同济大学出版社，2011.

[16]《2012 同济大学年鉴》编辑部.2012 同济大学年鉴[M].上海：同济大学出版社，2012.

[17]《2013 同济大学年鉴》编辑部.2013 同济大学年鉴[M].上海：同济大学出版社，2014.

[18]《2014 同济大学年鉴》编辑部.2014 同济大学年鉴[M].上海：同济大学出版社，2015.

[19]《2015 同济大学年鉴》编辑部.2015 同济大学年鉴[M].上海：同济大学出版社，2016.

[20]《2016 同济大学年鉴》编辑部.2016 同济大学年鉴[M].上海：同济大学出版社，2017.